悦动空间
健身训练

[美] 萨拉·赫林顿（Sarah Herrington） / 著

徐慧峰 / 译

瑜伽精粹 48 式

每天 1 小时，6 天全掌握

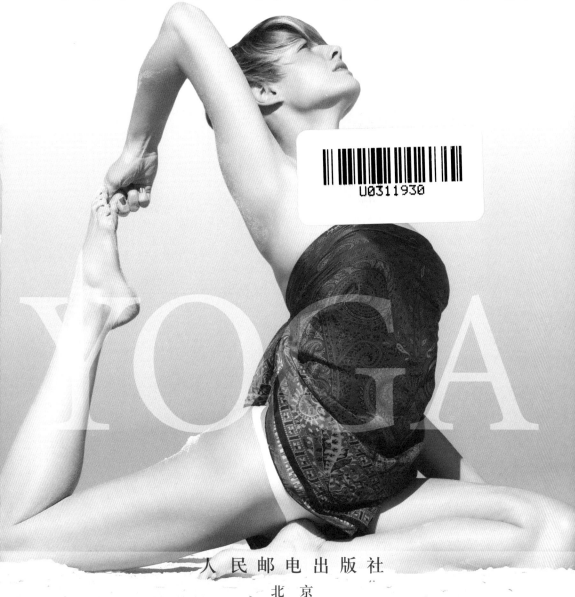

人民邮电出版社

北京

图书在版编目（CIP）数据

瑜伽精粹48式：每天1小时，6天全掌握 / （美）萨
拉·赫林顿（Sarah Herrington）著；徐慧峰译. -- 北
京：人民邮电出版社，2017.9
（悦动空间. 健身训练）
ISBN 978-7-115-46255-8

Ⅰ. ①瑜… Ⅱ. ①萨… ②徐… Ⅲ. ①瑜伽－基本知
识 Ⅳ. ①R793.51

中国版本图书馆CIP数据核字(2017)第198862号

♦ 著　　　　[美]萨拉·赫林顿（Sarah Herrington）

译　　　　徐慧峰

责任编辑　刘　朋

责任印制　陈　犇

♦ 人民邮电出版社出版发行　　北京市丰台区成寿寺路 11 号

邮编　100164　电子邮件　315@ptpress.com.cn

网址　http://www.ptpress.com.cn

北京瑞禾彩色印刷有限公司印刷

♦ 开本：690×970　1/16

印张：10　　　　　　　2017 年 9 月第 1 版

字数：179 千字　　　　2017 年 9 月北京第 1 次印刷

著作权合同登记号　图字：01-2017-3669 号

定价：49.00 元

读者服务热线：(010)81055410　印装质量热线：(010)81055316

反盗版热线：(010)81055315

广告经营许可证：京东工商广登字 20170147 号

内 容 提 要

瑜伽能够令你受益匪浅，它可以放松神经，令心智专注，让你准备好面对生活中的各种挑战。它也可以给你一个迷人的身体。但是在工作、家庭以及社会生活之间劳碌奔波，谁会有时间去深入钻研这个古老的练习？

这是一本为繁忙人士而编写的瑜伽练习手册。在这本书里，你会在6次为时1小时的课程中学到48个瑜伽体式。通过简练的叙述方式、分步的体式指导以及清楚的示范图片，作者萨拉·赫林顿向我们演示了一系列激活身心的瑜伽练习。

本书适合瑜伽爱好者阅读参考。

目录

目录

第1章　现在开始练习瑜伽

瑜伽是一项神奇的运动，它能够锻炼身体，并且对心智有益。无论身体状态、生理能力、心智水平、年龄大小、生活背景乃至收入高低如何，任何人都可以从瑜伽练习中受益。事实上，一个人只要能够呼吸就可以练习瑜伽，并感受到身体变得强壮、心智越来越冷静坚强的效果。

在梵文（一种来自古代印度的语言）中，瑜伽是"轭"的意思。根据这个含义，瑜伽是一种把身、心、灵联系到一起的练习。在瑜伽传统中，人们认为身、心、灵三者互相连接，触动其一必定也作用于其他二者；当练习生理体式时，我们也在训练心智，提升灵性。随着持续学习，瑜伽将带来强壮的肌肉、紧实健美的体形、更好的柔韧性和力量的增加。除此以外，它还将帮你提高专注力，保持精力充沛。瑜伽会让心智安宁、情绪提振，甚至因为它改变了你的身体，从而让身体和灵性联系得更为紧密。总之，瑜伽将带给你由内而外的健康。

在很长的一段时间里，人们通常认为瑜伽是一项缓慢的、需要以极大的耐心与直觉来练习的运动。毕竟，帕坦伽利所著的《瑜伽经》第十四章告诉我们："当我们全心投入并持之以恒，练习才能根深蒂固。"

但是，瑜伽也可以在那些忙碌的人们的生活中占有一席之地。虽然耐心和严肃有它们的作用，但瑜伽首先应该是一项愉悦的练习。如果你觉得自己的生活忙碌不堪，无法练习瑜伽，或者你认为在开始练习之前需要买一些东西，那么请再一次想想：没有理由不把瑜伽作为你生活的一部分，现在就开始吧。

瑜伽传统博大精深，但入门的关键在于"当下"。举一个小且深刻的关于呼吸的例子。如果你在一个瑜伽体式里或日常生活中分心了，那么可以马上把注意力转移到呼吸上来。这将带你回到当下，回到瑜伽的状态中来。

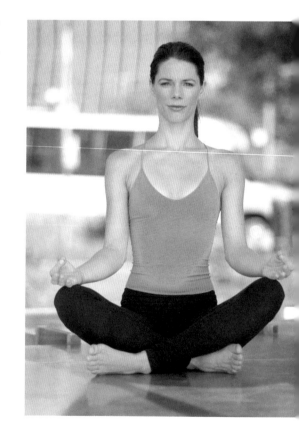

所以，让我们开始吧。

为什么要学习瑜伽精粹

这本书不是为了满足某个要求而敷衍了事的，也不是为了在一个叫作"完美"瑜伽形式的表格上打钩的。无论你的时间有多么紧迫，你都可以在当下这个时刻受益于瑜伽。

瑜伽精粹可以归结为一个词"当下"或"现在"。在梵文中，这个词被翻译为atha，恰巧是《瑜伽经》里的第一个词。本书的目的是激励你并提供现在就可以使用的工具。没有理由一直等待而不去学习瑜伽呼吸、冥想以及可以让你的身体变得强壮、健康、柔韧的瑜伽体式。没有等待被激励的理由。

如果你对于开始练习瑜伽有些紧张，或者它对你来说是完全陌生的，请不用担心。事实上，你可以把你的紧张和怀疑带到垫子上来。瑜伽从来不是否认你所感受到的东西，而是让你越来越了解自己身心的感受。你会了解到身体上哪些地方是僵硬的（髋部或腘绳肌），你会了解到哪里是紧张的（也许手臂平衡可以让你流汗），你也会了解到什么是你喜爱的（超级放松的摊尸式也许会是你永远的最爱）。关键是你可以带着完全觉知练习，并让它一直伴随着你。了解书里介绍的这些信息之后，没有什么可以阻止你练习瑜伽。你不需要柔韧性，不需要强健的体魄，不需要每天有很多的自由时间来练习，也不需要了解瑜伽的来龙去脉。

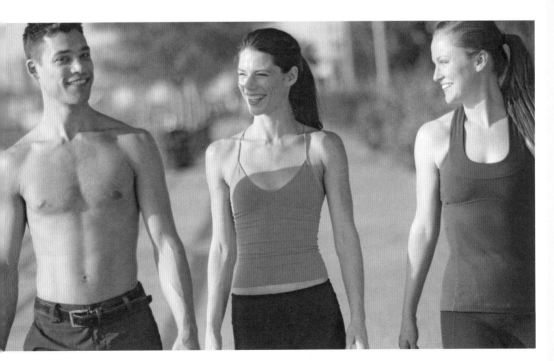

充分利用自己的时间

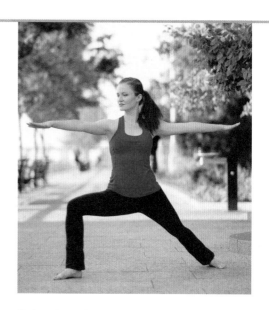

如果你从没打开过一张瑜伽垫，这很好，本书将通过讲述瑜伽的精华一步步地指导你。如果你是一位中级或高级练习者，这本书也适合你。书中介绍了不同难易程度的体式以及许多变体。在这个课程中，你将受到挑战，并学会充分利用自己的时间练习瑜伽。学习过程将充满挑战。

练习，设定一个目标。你想调整你的腰线吗？或者能够轻易触碰到自己的脚趾吗？如果你想寻找能量，请查一查"点燃"这一节；如果你在寻找怎样冷静下来的方法，那么可以看一下"月光下行风"这一节；如果你想要了解体式和序列怎样组成了瑜伽馆里的一堂瑜伽课，请你尝试一下拜日式，并且读一读"怎样上好瑜伽馆里的一节瑜伽课"。当然，我希望你读完整本书。这里的课程既可以从头到尾完整地学习，也适合时不时地偶尔翻阅。

尽管你也许觉得练习瑜伽需要花费很多时间，但仅仅是在起床后做几个体式，或者在午休时做几次呼吸练习，就会给这一整天带来明显的不同。

你真正需要的（以及不需要的）

在瑜伽练习中，真正需要的是一颗开放的心和想要尝试的意愿。瑜伽士不使用"练习"这个词，瑜伽是尝试、犯错和学习，有真挚的兴趣是至关重要的。

虽然你也许经常看到瑜伽士们脸上一副专注的神情，但我向你保证，他们同时也在享受乐趣。瑜伽是深刻的游戏，它是在游戏中体验身心的法则。在瑜伽练习中，你经历着努力与安逸的平衡。你乐于尝试可以给你带来众多益处的瑜伽，这种意愿既是即刻发生的，也可以长时间保持。虽然你不得不在做某些动作时付出努力（如要保持平衡很难），但瑜伽练习仍然是愉悦的。

在瑜伽练习中你所不需要的东西是"完美"：瑜伽更多的是关于你个人的修行，而不是一味追求形式"完美"。在这本书里，我们会看到有关不同体式和体型的表格，它们只是一般的指导原则。每一个人都是不同的，不能只是因为你的树式看起来和书里面的树式不一

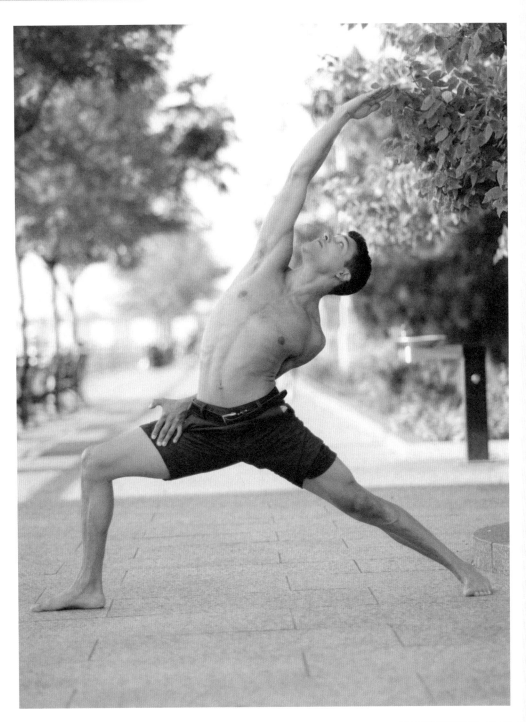

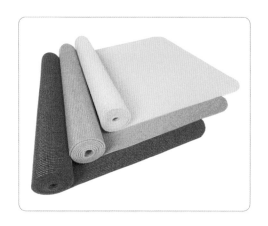

样，就认为你做的动作"不正确"。瑜伽是体式和体型相结合的灵性修炼。如果你感觉自己就是一个战士（强壮、扎根、专注），那你恰恰"把它做对了"，即使你的战士三式看起来和第64页上介绍的并不完全相同。

尽管不需要很多器材来练习瑜伽，但有几种基本的器材是有帮助的。最好有一张练习用的瑜伽垫。瑜伽垫由防滑橡胶材料制成，可以为身体提供摩擦力，防止你摔倒。即使你真的摔倒了，也能倒在一个不错的柔软表面上。瑜伽垫也可以用于划定空间。当第一次踏入瑜伽课堂的时候，你会发现这一点很重要。有了瑜伽垫，你会知道怎样对齐你的战士一式，你旁边的人也会这样做。瑜伽垫还有一个使用技巧：它可以吸收汗水。这个作用很棒，因为有些看似简单的体式却真的能够加速心脏跳动。记住这一点：流汗是身体排毒和散热的途径。如果你在练习中流汗，这是正常的；如果没有流汗，那也正常。但即使这时没有瑜伽垫，也不要因此停止练习。

我真的认为，做瑜伽所需要的是你的身体和呼吸。

买几件有弹力的、适合伸展的瑜伽服也很不错，但是如果没有，也没关系，开始练习就好。最好家里有一个练习瑜伽的固定角落，这意味着你能保障练习瑜伽的时间。保持这个角落的整洁就像是保持内心的纯净，让这个角落随时为你提供伸展身体的空间。但即使没有这样的空间，再一次提醒，开始练习就好。瑜伽的魅力在于开始练习。

古时候的许多瑜伽士相信，本书中描述的瑜伽体式和呼吸练习对人体来说是很自然的，就好像这些体式和练习已经存在于你的身体之中，正等待着要破壳而出。如果你看着一个孩子，你会发现他自然而然地在尝试一些体式。举个例子，当孩子学习走路时，他们通常会把自己的身体撑起呈下犬式来开始探索怎样行走。瑜伽里同样有一个叫作"婴儿式"的体式，我们都看过小婴儿自然地摆出这个姿势（是的，他们做这个姿势的时候看起来非常开心）。所以，当你第一次尝试这样的姿势时会觉得有些奇怪，但这其实是你的身体本来就有的形态。随着时间的推移，你会习惯这些，相信你会感受到快乐和健康——在所有方面都变得越来越好！

词汇表

这是一个在本课程中你可能会用到的术语和短语列表。

心脏中心

"心脏中心"这个词在瑜伽中有时用来代表胸部前方的位置，当我们要让身体处于中心位置或者做一个拧转姿势的时候，通常会在这个位置合掌。心脏中心是一个象征能量和情绪的位置，例如很多瑜伽体式都要求我们将头点向心脏中心的位置，这个姿势象征了要从心引导我们的生活，而不只是用头来引导。

核心

瑜伽士经常说"核心"，核心是指身体中心的肌群，包括腹部肌群、臀部及背部肌群。在瑜伽练习中，加强

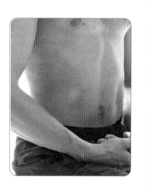

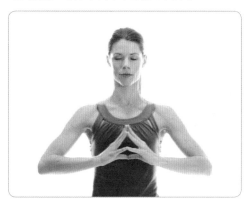

卷尾骨

在接下来的章节中，你可能会被要求做"卷尾骨"的练习，你可以把这一练习认为是将肚脐拉向脊柱这个动作。我们平时总是习惯处于骨盆前倾的状态，腰椎曲度加大，使得肚子向外凸出。这个指令不是随便说说或者为了摆一个样子，而是一个保持顺位、保护脊柱的要点。另外，卷尾骨能够启动核心。

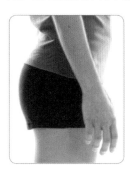

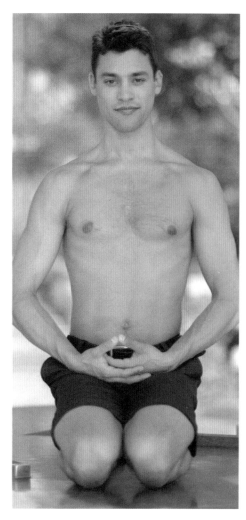

核心练习非常重要，强壮的核心能够保护背部。由于所有的瑜伽体式都是从身体中心向外辐射的，所以花时间来加强核心力量能够整合所有的瑜伽体式。核心力量也可以这样来理解：一个强壮的内在核心意味着将内在的力量向外延伸。

通过向下扎根来向上提升

瑜伽老师有时候会用"通过向下扎根来向上提升"这句话来提醒学生感受和地面连接的力量，它的意思是在向上提升进入完全体式之前要先建立根基。例如在战士一式、二式、三式的练习中，在做手臂和头部的体

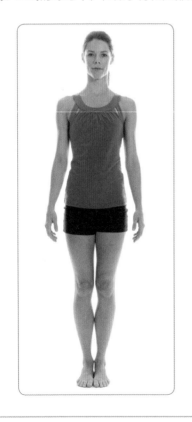

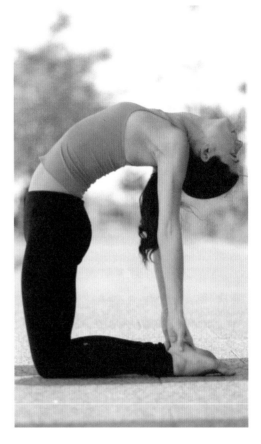

式之前，要先花时间找到强壮的根基。当你在一个体式中感受到稳固扎根时，就可以进一步闪耀身心了。

中立脊柱

本课程会要求你去适应"中立脊柱"这一观点，需要你把脊柱想象成一根能量绳，能量从躯干的底部一直向上到达头部，上下贯通你的身体。在一些体式练习中，你也许需要往两边摇摆这根能量绳，或者将这根能量绳的尾部（指你的尾骨）向内卷。在一些

体式的练习中，你会发现最好尽量让脊柱处于中立位置，而不是反弓着脊柱或者让脊柱隆起。

脚跟对齐的顺位

在一些站立体式（比如战士式）中，你会被要求专注在脚跟对齐脚跟的顺位上。对这个词的简单理解是：当你看着自己脚的位置时，在你的前脚脚跟和后脚脚跟之间应该能够画一条假想的直线；相反，你也许喜欢做一个窄一点的站姿，这样就可以在前脚和后脚的脚跟内侧之间画一条假想的直线。

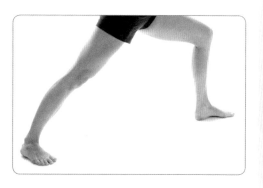

力量源于核心而不是向外索取

这个观点联系起了加强核心与通过向下扎根来向上延伸这两个概念，它的意思是要先整合体式，然后才向外延伸。即使你已经在战士式中伸开双臂，也要试着去体会这个

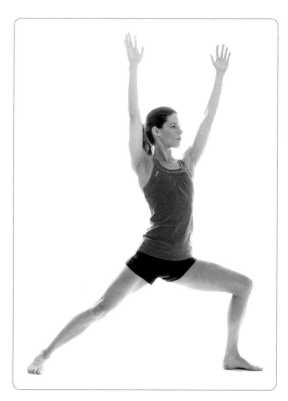

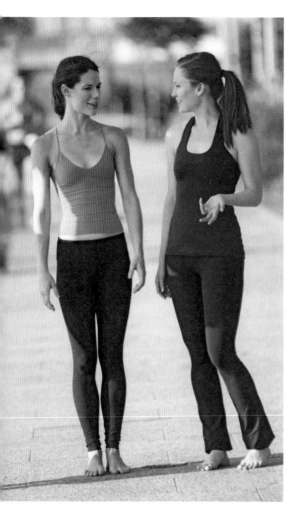

体式是从身体的深层向外延伸，而不是从外在索取。你的凝视也可以是一种延伸，当你在做某个体式的时候，视线在哪里是非常重要的。这个观点不是要去寻找什么身体之外的东西，而是要让你的凝视真正地源于内在，并且变得柔软。简言之，也许瑜伽的一些体式和动作看起来十分漂亮，但真正的瑜伽修炼都源于内在。这里强调的是在要触及身体

之外的任何东西之前，先花一点时间由内引导你的身体、呼吸和心智。

瑜伽流派

如果你走进了一个瑜伽馆，或者拿起了一本瑜伽杂志或图书，你很可能会面对许多不同的流派与技术，它们大多数都会用梵文来标示。也许看到那么多的名字时你会有些疑惑，而更让人疑惑的是，要让一个只练习过一种瑜伽的人面对这么多的流派。所有的流派对身体和心智都有极大的益处（本书所教授的瑜伽课程的大部分内容来自哈他瑜伽，小部分借鉴了力量瑜伽）。以下是一些最常见的瑜伽流派。

阿斯汤伽瑜伽

阿斯汤伽瑜伽是一种活跃的并充满动感的瑜伽流派。在阿斯汤伽瑜伽中，通过练习一系列循序渐进的体式序列，来达成呼吸与动作的同步。在印度，这个流派最早是用来让十几岁的男孩子消耗过剩的精力，让活跃的心智重新专注起来，为冥想做好准备。要感谢阿斯汤伽大师帕塔比·乔伊斯，他在20世纪70年代将阿斯汤伽瑜伽带到美国。阿斯汤伽瑜伽"迈索流派"（指印度的迈索地区）是每个练习者在自己的水平上坚持练习、不断进步的自我指导练习方式。

巴克湿瑜伽

巴克湿瑜伽也叫作奉爱瑜伽。巴克湿强

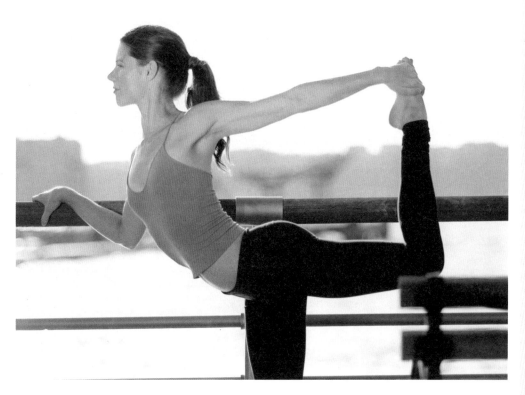

调唱诵（也叫作克袒唱诵），以及用讲故事的方式来表达和探索精神上的奉献。克袒唱诵的音乐是典型的提升精神的音乐，即使是那些不明白梵文歌词意思的人也能够从中感受到精神上的提升。

比克拉姆瑜伽

每一节比克拉姆瑜伽课或比克拉姆练习都是在一间加热到40摄氏度的房间里进行的，每次都重复练习一套由26个固定体式组成的序列。

哈他瑜伽

哈他瑜伽是许多瑜伽流派的基础，它将体式、呼吸（呼吸技术）、冥想融合在一起来培养平静稳定的心智和健康的身体，并减轻压力。"哈他"的意思是平衡，"哈"和"他"分别是"太阳"和"月亮"的意思。仅仅练习哈他瑜伽就可以达到放松身心的效果，而且它可以为建立更严格的瑜伽体系打好基础。

艾扬格瑜伽

由B.K.S.艾扬格大师创立的这个瑜伽流派专注于精准顺位方面，通常会在练习中加入各种辅具，比如抱枕、毯子、辅助带和瑜伽砖等。相对于其他瑜伽流派，艾扬格瑜伽常常会将体式保持更长的时间。缓慢的练习

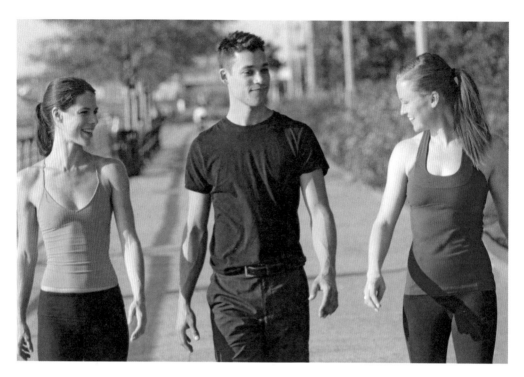

节奏和辅具的运用使这个瑜伽流派发展成了一种疗愈顺位技术，是非常好的理疗手段。

吉瓦穆克堤瑜伽

吉瓦穆克堤瑜伽流派由沙朗·盖能和戴维·拉夫于20世纪80年代在纽约创立。吉瓦穆克堤瑜伽是一种比较强烈的瑜伽练习，它将平稳的瑜伽流与唱诵以及呼吸技术融合在一起。这个流派除了强调非暴力的主张之外，还将瑜伽与一些精神性的元素串联，比如将冥想、奉爱结合在一起。

儿童瑜伽

儿童瑜伽通过一些适合儿童与青少年生长发育的方式，引导他们进行瑜伽练习。这个类型的瑜伽课围绕着一个很广泛的年龄段展开，从刚出生到十几岁（直至练习者能够开始上成人瑜伽课）；常常会用讲故事与唱歌这样既有教育意义又充满乐趣的方式来教儿童练习瑜伽。

昆达里尼瑜伽

昆达里尼瑜伽致力于唤醒脊柱根部的能量并向上提升。这种瑜伽包括了呼吸练习、唱诵、冥想以及体式的内省，通过循环重复练习的方式来唤醒能量。

力量瑜伽

力量瑜伽在很大程度上是西方的瑜伽练习者对于阿斯汤伽瑜伽的理解，强调将力量与冥想的呼吸方式融入体式练习。体式按序从前一个流动进入下一个，并会保持一定的时间，让身体产生热量，流出汗水。练习的目的是获得强壮的身体和洁净的心智，在达到练习强度的同时也融入深层的放松。

孕妇瑜伽

孕妇瑜伽是有益于孕产期女士的瑜伽流派，是为了适应孕期不断变化的身心需求而设计的瑜伽呼吸与体式练习。

串联瑜伽

串联瑜伽有时也称为"串联流瑜伽"，这个瑜伽流派着重通过呼吸与动作的顺位来达成动态的流动。通常，每个体式会保持1~5次呼吸。这样的练习方式使得串联瑜伽成为一种活跃的、富有表现力的瑜伽流派。它既强调呼吸与体式间的串联过程，也强调体式本身。这个让你一直保持动态流动的瑜伽流派在西方瑜伽练习者中十分流行。

梵文小贴士

梵文是来自印度的古老语言，是瑜伽的根源所在。本书中的大多数体式都有梵文名称，以便读者参考对照。

瑜伽课中经常听到的一个词是"asana"，它的字面意思是"座位"。因此，在练习所有的瑜伽体式时，我们都要找到一个舒适的位置或者"座位"，这样我们会感觉平稳、舒适。大多数时候，"asana"这个词的意思是"姿势"。简言之，一个"asana"就是一个瑜伽体式。

你会发现，这本书中很多体式的名称里都有"asana"。例如，"Tadasana"的意思是山式，而"Savasana"的意思是摊尸式（也称作休息式）。

凝视点（drishti）：一个体式的凝视点。例如，当你练习舞者式的时候，找到凝视点有助于做好体式。

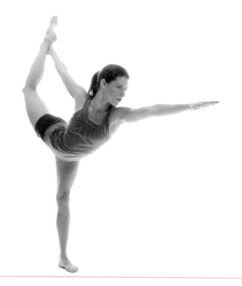

曼陀罗（mantra）：在心中重复唱诵的词。

手印（mudra）：瑜伽练习中手的姿势。

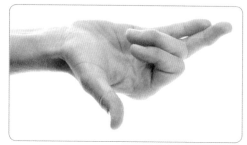

致敬（namaste）：这个词译作"我心中的光向你心中的光致敬"。在瑜伽课中，这是一个很棒的和其他人打招呼并表达谢意的方式，通过将双手合掌于胸前的这个手势来表示敬意。

奥姆（OM）：一个宇宙的、原始的声音。唱诵OM能够带来令人慰藉的身心合一的震动。在一节瑜伽课开始的时候唱诵OM，通过将大家的声音融合为同一个音调来象征在接下来的整节课中大家共同协作努力的开始。它也象征了与神性和源头连接的意图。

呼吸法（pranayama）：通过改变呼吸可以改变我们的感受。我们可以通过某些呼吸练习获得能量，也能够在另一些练习中放松我们的能量。

摊尸式（savasana）："sava"译作"摊尸"，"asana"是坐姿"或"姿势"的意思。从字面来理解，摊尸式模仿了死亡的过程。如果不那么呆板地理解，这是一个放下一切、进入全然放松状态的过程。

尝试一些曼陀罗：

- 放下。
- 我是快乐的，我是自由的。
- 我可以快乐吗？
- 愿万物生灵都能够快乐、自由（Lokah samastah sukhino bhavantu）。

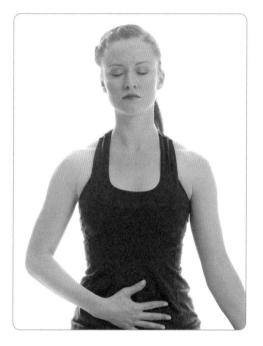

乌伽伊（ujjayi）：译作"胜利式呼吸法"，这是一种特殊的闭上嘴巴通过鼻子呼吸的方式，因此气息会在喉咙后部回响。乌伽伊呼吸可唤起大海一样的呼吸声音。与流动串联结合起来，乌伽伊呼吸能够制造内在热量来净化身体。

串联（vinyasa）：译作"在内部串起体式"（vi）+"带着目的或意图"（nyasa）。这个词指的是在流动的序列中有觉知地做体式。

智慧手印（chin mudra）

智慧手印是一种很常见的瑜伽手印。在这一手印中，拇指轻轻盖住食指尖，其余手指保持伸展。这个手印象征的意义为：拇指代表宇宙，食指代表个体。做这个手印时，我们在提醒自己，我们不是孤立的，我们是宇宙的一部分，宇宙一直在帮助我们。它同样象征着将能量连接起来，循环往复，不会流失。

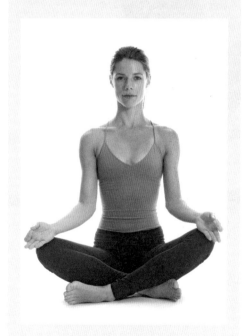

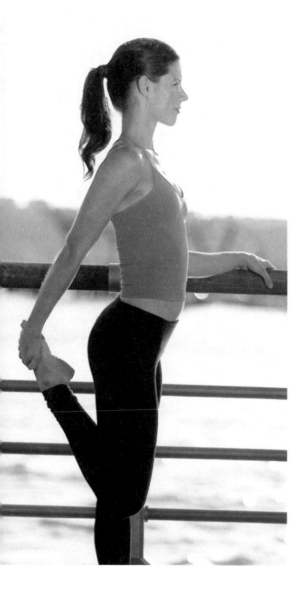

的连接。这是呼吸中最棒的部分，它一直在发生，在当下。你不能真正地永远屏住呼吸，你不得不练习放下呼吸，在每一次呼气之后总有一次新的吸气。呼吸本身就是一个给予与接收的动作，瑜伽提醒我们要感受呼吸给予我们的礼物，以及这份礼物所包含的力量。

如果我们改变自己的呼吸模式，就会真正改变我们的感受。当你关注呼吸的时候，就建立起了身体和心智之间的联系。当我们累了时会气喘吁吁，或者变成非常迟缓的呼吸模式。当我们恐惧的时候会短促而尖锐地呼吸，在胸部区域做浅呼吸。在瑜伽练习中，

避免分心

有时候在练习中会有一些事情让你分心，这有可能是生理上的一些需要关注的事情，也许是一阵瘙痒、催促自己练习的焦虑或突发的紧张。除此之外，心里可能想着接下来要做的事情，或者担心漏掉了哪封邮件。这时要保持有觉知的呼吸是很有挑战性的，如果能够坚持做5个专注的呼吸，已经很了不起了。

当你觉得自己的注意力不集中时，也不要感到糟糕。相反，这是心智呼吸的一部分，甚至当你开始意识到这个问题的时候正是一次"觉醒"的时刻。试着默默地把这个过程当作"思考"的过程，然后再回到你的呼吸上来。

呼吸基础

呼吸能够在瑜伽练习中联系起心智和身体，通过将意识带入我们的呼吸能够加强这种联系，专注在呼吸上能够加强自身与当下

摆好姿势

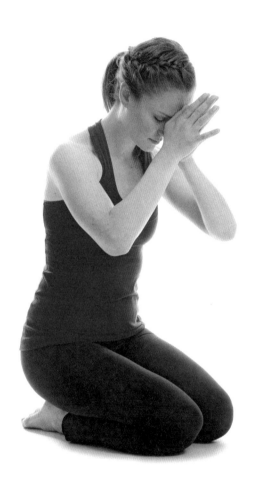

练习任何呼吸技术时，第一步是要让你自己感觉舒适。你的身体应该既稳定强壮又安稳舒适，这样才能把更多的注意力放到心智和呼吸上。可以采取交叉腿部的坐姿坐在地板上，或者采取莲花坐（见第118页）。坐在半个枕头或靠垫上面也很不错，髋部位于膝盖上方，放松，打开。在轻柔的支撑下，脊柱能够更好地伸直，身体前侧能够更好地打开。这也使得胸部更加舒展，带给肺部更多空间，因此能够更好地净化呼吸，让呼吸变得饱满。

我们可以倒转这一因果关系。我们可以运用呼吸来改变情绪和心理状态，而不是任由自发的情绪和思想影响呼吸。

总之，当你在放慢呼吸节奏的时候，也在平静心智和呼吸系统。专注在呼气上会让呼气比吸气长，这样做也能够平静心智。当你加速呼吸时，你将能量带入身体和心智；当你努力使呼吸变得平均，吸气和呼气的长度几乎相同时，你的思想和情绪也将变得平衡。

练习呼吸技术时，在不过分绷紧身体的前提下尽量坐高，让肺部尽可能扩张到它的最大容量，让身体前侧获得最大的空间。通过向上坐高，身体后侧能够完全地支持整个身体。

以下的呼吸技术既能够在瑜伽垫上练习，也能够在日常生活中练习。

乌伽伊呼吸

乌伽伊呼吸常常被用在从一个体式流动进入另一个体式的流瑜伽课堂上。这个技术是能够听到的，聆听你的吸气和呼气有助于引导动作流动。

有人形容乌伽伊呼吸的声音就像是海浪的声音，或者像达斯·维德的呼吸（译者注：达斯·维德是影片《星球大战》中的人物，他戴着呼吸器登陆星球，用一种特殊的方式呼吸），用鼻子吸气，从喉咙后侧声带的上部后方呼气。

当你第一次尝试乌伽伊呼吸时，要保持嘴巴张开，将一只手放在嘴巴前面，就好像放了一面镜子在那里。用鼻子吸气，然后从张开的嘴里呼气到那面假想的镜子上，就像是用呼吸让这面镜子蒙上一层雾气。试着重复几次这样的呼吸，用呼气来加热并雾化"前面的镜子"。

然后，试着将嘴巴轻轻闭上，发出同样的声音，体会一下在你闭上嘴之后是否仍然能够听到自己的呼吸。这个声音也许比较微弱，但还是能听到的。

乌伽伊呼吸是非常温暖的呼吸，有助于在做动作、拉伸的时候为身体制造热量。它也是非常平静的呼吸，令你可以专注于心。

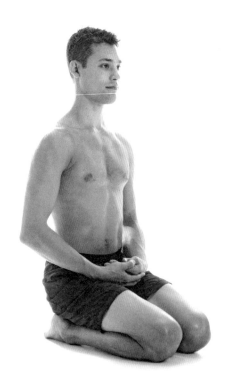

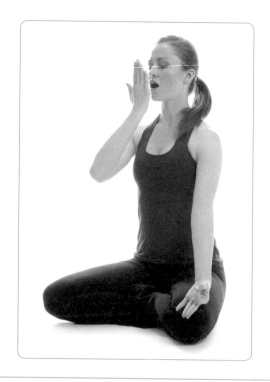

三步呼吸法

三步呼吸法适用于瑜伽练习的开始与结尾。准备时，双腿交叉舒适地坐好，或者面朝上躺下来。开始关注呼吸自然地上升与下降。如果你的心智很活跃，意识到了这点，再将注意力转回到呼吸上，然后做接下来的步骤。

1 呼气，清空身体，就好像一个泄了气的气球。接着从鼻子吸气，让腹部充满气息。你也许想要把一只手放在腹部来感受呼吸，把注意力都放在腹部，然后通过鼻子做几次呼吸，每次吸和呼都在心里面从1默数到5。

2 在吸气时，将气息带到腹部与肋骨腔，想象吸入的空气充满腹部之后，再向上充满整个肋骨腔。接着从鼻子呼气，先清空肋骨腔，再清空腹部，在呼气的时候想象将肚脐轻柔地拉向脊柱。重复多次这样的呼吸。

3 吸气的时候，气息首先进入腹部，再进入肋骨腔，接着到达胸腔上部。体会心脏中心被呼吸点亮，充满气息并向上提升。呼气时，从心脏中心开始释放呼吸，然后释放肋骨腔，最后释放腹部。就像这样，一边想象着气息依次触碰到身体的这三个部位（腹部、肺/肋骨腔和心脏/胸部），一边通过鼻子呼吸。呼气时，想象气息依次离开每一个区域。重复10次左右。

瑜伽启发

除了能够点燃身体能量，瑜伽还可以启发你的想象力。"启发"（inspire）这个词来源于意为"将呼吸融入生活"的拉丁词根。保持呼吸，练习体式，并专注于身心所需，瑜伽真的能够点燃想象力。

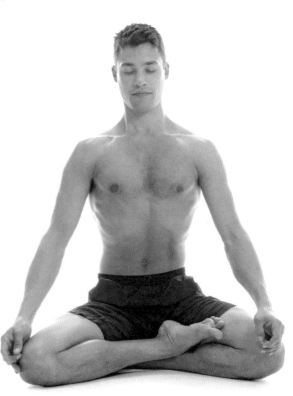

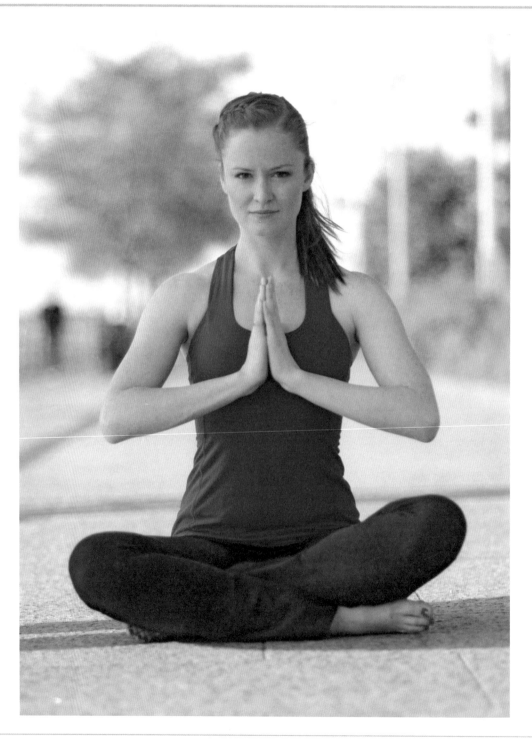

交替鼻孔呼吸法

在练习交替鼻孔呼吸法的最初阶段可能会感觉奇怪，但它是一种能够非常有效地平衡情绪的技术，它可以稳定思想，给身体带来平静的感受。坐直坐高，准备好开始练习。

练习交替呼吸法的时候，需要做一个手的姿势来让每次呼吸时气息都只通过一个鼻孔，开始和结束都在左边鼻孔。请跟着下面的步骤来练习。

1 把左手放在腿上，抬起右手。将食指和中指屈曲在手掌中，伸直拇指、无名指和小拇指。

2 把右手大拇指放在右边鼻孔外侧，无名指放在左边鼻孔外侧。

3 将大拇指压向右边鼻孔，关闭右边鼻孔，只从左边鼻孔呼气，然后通过左边鼻孔吸气。

4 用大拇指和其他手指关闭左边的鼻孔，然后从右边鼻孔呼气。可以让大拇指抬起来。

5 从右边鼻孔吸气，屏气，然后从左边鼻孔呼气。

6 进行呼吸时在心中默数节拍是有帮助的，试一下每次吸气和呼气时都在心中从1默数到4。

7 练习几轮交替鼻孔呼吸法之后，从左边鼻孔呼净气息，松开右手并将其放到腿上。

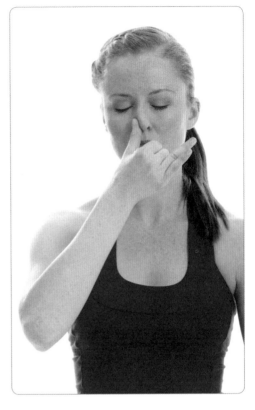

结束练习之后回到正常的呼吸，坐着休息几分钟。在另一边鼻孔练习后，体会一下两边鼻孔的感觉是否不同。

火的呼吸

充满能量的"火的呼吸"又叫作风箱式呼吸法，是将气息以均等的间歇泵入和泵出身体，专注于运用腹部和鼻子来抽动气息，就好像有火焰在体内燃烧。翻到第89页，按步骤练习。

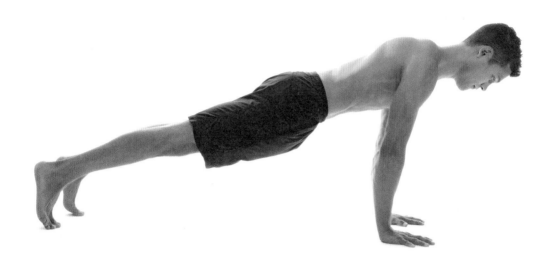

体式间的过渡

首先介绍呼吸引导瑜伽体式间的过渡。举个例子，就像一次呼吸一个动作地练习拜日式那样，吸气时将双臂抬起进入山式，呼气时前屈折叠。

与匆忙地从一个体式进入下一个体式不同，应试着去探索体式之间的空间，让自己感受体式转换中的每一步。在瑜伽练习中，我们是在持续移动着的，但即使在最快速移动的序列中也能够获得内在的静止。相反，当我们在瑜伽练习中静止地坐着时，实际上我们也是在移动着的，因为呼吸从没有停止，即使闭着双眼，也会因此更加关注当下身体内部的感受。

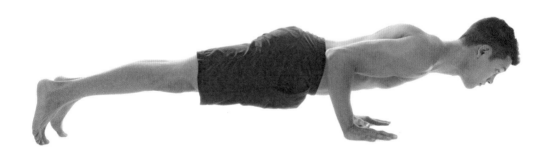

反向体式

为了尽可能保持关节健康，做多方向的练习是有益的。如果你做了一个前屈，那么你应该反向地做一个后弯来平衡。做反向体式也可以平衡身体内部的能量。

在瑜伽练习中，你肯定多次听到过"放下"。瑜伽是真正地、实践性地练习"放下"的艺术。毕竟，你可能花了很多时间来进入一个体式，搞清楚这个姿势，现在发现又要从这个体式出来转换进入另一个新的姿势了。当你刚做好一个完美的下犬式时，也许就要接着进入平板式，就像在生活中经常发生的那样，当你刚刚安顿好一件事情的时候，下一个挑战就会接踵而至。我们一直在学习、成长、改变。至少，在瑜伽练习中我们可以通过轻松、优雅的练习来适应变化。

所以，不要有压力，挑战自己去感受怎样进入体式以及怎样出体式，意识到动作之间瞬间发生的所有变化。

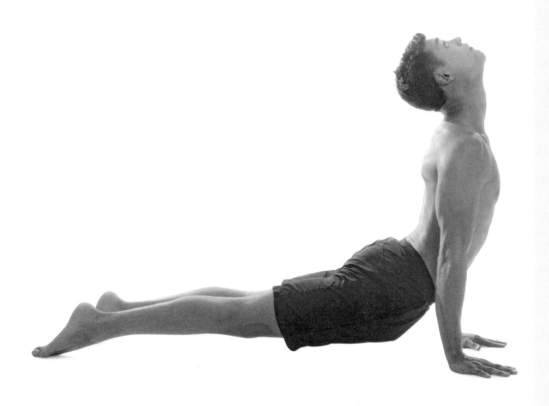

获得动力

《瑜伽经》开篇的第一个词是atha，译作"现在"，其完整的表达是"Atha Yoga Anusasanam"（意为现在开始瑜伽练习或现在正在进行瑜伽的教导）。简单来说，这条经文提醒我们现在是练习瑜伽的时候了。瑜伽不仅是阅读或者学习，而且要在当下就去尝试。瑜伽不只是一些词汇，而是练习，现在就开始练习是最好的。

动力是重要的，你做的练习越多，就越想长久地保持练习。如果你还没有练习得那么多，也许需要一些纪律来让你站到瑜伽垫上。但随着时间的推移，这会成为一件自然而然的事情。

除了柔韧性与力量，瑜伽还有许多益处，比如平静的心智以及与灵性的连接。有很多人感到瑜伽让他们变得更加年轻、健康。我见到过许多人在忙碌一天之后带着一身疲惫走进瑜伽教室，却在课程结束之后神采飞扬地离去。瑜伽可以通过改善循环、加深呼吸、挥洒汗水、减压等来让人保持看起来比较年轻的状态。瑜伽能够让你在感觉挫败的时候提升能量，在疲惫不堪的时候平静下来。

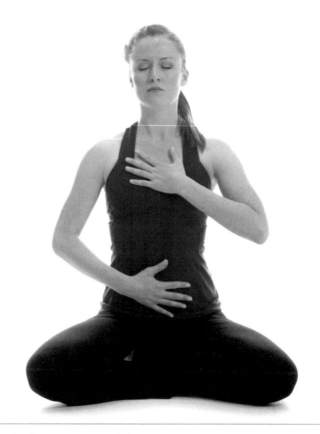

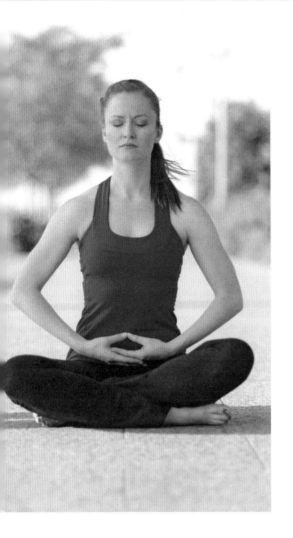

很多人也感受到瑜伽可以加强直觉，这是有道理的。在瑜伽中，我们深入地练习，倾听身体和心智的反应。在生理层面，你在体式中倾听身体去探索今天应当怎样练习感觉最好。持续的"深入倾听"练习也能够在离开瑜伽垫之后运用到生活中，并且可以帮你在面对做决定之类的情况时先去聆听自己的直觉。

关注你的身体，并通过瑜伽练习来好好对待它，就好像感觉自己被要求去吃一些更健康的食物，在吃的过程中你发现也会想要吃更多的蔬菜，或者渴望摄入一种特殊的蛋白质。通过这种方式，吃得健康成为一种由心而生的主动行为，而不只是一个意志力的测试。

《瑜伽经》的第14章

我们都知道《瑜伽经》的第14章："当我们全心投入并持之以恒，练习才能根深蒂固。"这一点提醒我们，练习养成习惯！没有完美，永远存在进步的空间。我们练习得越多，就会把越多健康的种子植入身体和心智。要带着更多的热忱去练习，而不是在不得不去做的严肃心情之下练习；要带着真正的渴望去尝试，这样我们才能受益更多。

点燃而不是燃尽

瑜伽是在努力与安逸之间找到平衡。当瑜伽练习让你感觉很放松的时候，通常是因为付出了努力而获得放松。这也需要纪律，如果你过于努力，把自己逼得太紧，也许会受伤，或者忘掉了瑜伽里"安逸"的那部分。瑜伽练习不应有任何伤害发生，但应乐于尝试并去探索你的舒适地带的边缘。

在瑜伽中，我们经常讨论"边缘"，有些瑜伽练习是为了找到这个边缘。在瑜伽练习中需要对自己诚实：你可以再努力到什么程度？你真的可以将这个体式保持得更久一点儿吗？或者可以再多伸展一些吗？聆听你的身体是首要的，如果开始觉得疼痛或者感

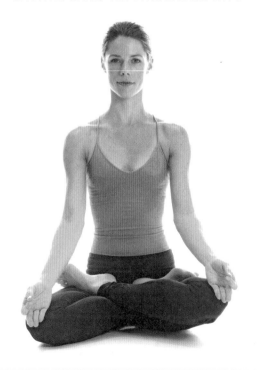

觉已经将自己逼得太紧，就要停下来。知道在哪里后退、在哪里更进一步，是一种高级的瑜伽练习。你需要通过瑜伽点燃你的身体，而不是燃尽它。

要记住，瑜伽是一种练习，在每天的练习中将火焰点燃并让它保持燃烧，比"疯狂地练习瑜伽"但因为不能坚持而半途而废，或者彻底将体内的能量燃尽要好得多。每次努力一小步，能够让你的瑜伽之路走得更远。

规律练习

越频繁练习瑜伽，就越能感受到它给你带来的益处。直到开始规律练习之后，我才完全理解了瑜伽的益处。尽管偶尔去上一节瑜伽课也感觉不错，但当我开始规律练习之后，才看到身体、心智以及精神上产生的真正变化，整个身体变得更强壮、更柔韧，心智变得清晰、冷静并具有深层的关注力。我的精神提升了，并且更加深入地了解自己。在规律练习瑜伽之后，这些改变开始出现。

你的日常练习可以是60分钟或90分钟，但如果规律地每天练习10分钟，也会产生明显的效果。你也许只有时间练习一套简短的体式序列、一个坐姿冥想练习或者几个由有意识的呼吸串起的体式。实践表明，保持完全地觉知"当下"来做一个或两个体式比心不在焉地做许多体式有益处。给自己充分的时间真正地在体式中呼吸，关注身体的感受以及大脑正在思考的事情，然后在第二天练

習的時候看看你的身體和心智是否還保持原來的狀態，有沒有變化。通過規律地練習瑜伽，你會越來越了解自己。

在平衡中

我們中的大多數人在面對有可能摔倒的情況時都會感到恐懼（即使是技巧高超的瑜伽練習者也常常摔倒），鍛煉平衡能力的瑜伽體式能夠測試你的極限，在增長勇氣的同時塑造出既強壯又精細的肌肉群。如果你在這裏摔倒，墊子和地板會接住你。此外，超過你的舒適地帶的身心體驗也將在你離開瑜伽墊之後的日常生活中為你帶來好處。看一下"面對恐懼"序列（見第151頁）。

超越極限

通過規律地練習瑜伽，你開始理解什麼讓你感到舒適，你的習慣是什麼，以及什麼讓你感到不舒服或者害怕。踏出你的舒適地帶後，就能清晰地體會到成長。無論你是否正緩慢地步出你的舒適地帶，踏入未知的全新領域，你都將更多地了解自己。重要的是敢於嘗試：做側板式時比你想象的多保持幾次呼吸，或者去做能夠讓你的心緊張得為之一顫的烏鴉式。

要記住，儘管在激活一塊新肌肉的時候也許會感覺到伸展或顫動，但在瑜伽練習中

不應有任何傷害。這裏是一些能夠避免拉傷及其他傷害的口令提示：在戰士弓步中保持膝蓋和腳踝順位，膝蓋位於腳踝上方，或者在肩倒立中保持頸部在中立位置。這些提示非常重要。

快速點燃

大家都知道，在走到瑜伽墊上開始正式練習之前就充滿了能量是很棒的。很多時候，我們想要在打開瑜伽墊之前就有"可以勝任練習"的感覺。即使在最懶散的日子裏，瑜伽也能夠讓你充滿能量，不要放任萎靡不振的狀態、精疲力盡的感受阻撓你的練習。只要開始練習，你就會發現瑜伽是一個有魔力的能量製造者！

可以這樣來快速點燃：以完全的蓮花坐姿坐好（見第118頁），練習"火的呼吸"（見第89頁），這就像是一杯濃縮咖啡那樣有效。試著做3組。

了解你的極限。當你嘗試本書的一些體式時，會感覺其中的一些體式做起來更自然、更輕鬆。關注身體和心智在哪裏給了你一些抵抗，並且看看是否可以跨越這些障礙。有時候你的心智會告訴你有些事開始變得無聊，你可以嘗試別的嗎？有時你的心智又會告訴你"這很難"，但無論如何都要完成。也許和後彎比起來你更喜歡做前屈，但能不能只是

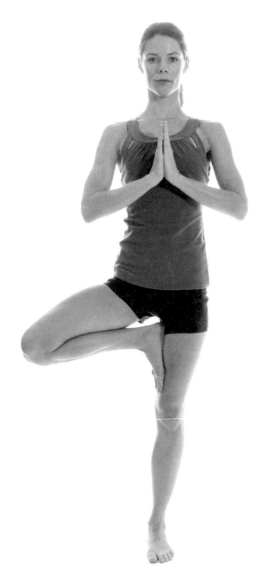

怎样学好本书中的课程

现在你已经为练习瑜伽做好基础工作，是时候进入体式学习了。无论你是什么水平的练习者，下面的内容都会给你提供学好本书中的课程所需要的信息。

学好这个课程不是意味着要做一个完美的战士二式，而是要坚持在瑜伽垫上练习，敞开心扉，真正地去尝试战士二式。瑜伽导师帕塔比·乔伊斯曾经宣称："瑜伽是99%的练习加上1%的理论。"另一位瑜伽导师夏伦·盖能说："不断重复之后，魔力升起。"我完全同意他们的观点，并且经常告诉我的学生："瑜伽是练习，不是完美。"

这是真的，瑜伽是一次旅程。如果你保持瑜伽练习，甚至仅仅在每周练习几次、每次几分钟，那么你就"学好"了它。在当今时代，要抽出时间来了解自己、照顾好身体和心智是一件很有挑战性的事情。努力尝试，你就能成为"瑜伽高手"。

即便如此，如果你从一辆货车上摔下来而错过了一次常规瑜伽练习，那么正好是练习另一种瑜伽课程的时候：原谅与再次尝试。在你的个人瑜伽练习中也会有无数次这样的摔倒。你也许会在树式中失去平衡，或者在从一个体式过渡到另一个体式时被绊倒，但这些都没有关系。是否在一个体式中摔倒或错过了一天的练习都不重要，比这些更重要的是为了让自己重新振作起来所付出的努力。

为了好玩而换一种方法再试一下？本质上瑜伽就是一个让你进行试验的游乐场，试着去超越你自己的极限。如果你可以从瑜伽垫上开始这个超越的过程，我们同样可以在生活中去超越极限。

毕竟，摔倒是生活的一部分，摔倒之后做些什么才是重要的。如果你在摔倒之后一直自责，练习会扭转这种状况，然后再次尝试。

通过向下扎根来向上提升

在站立体势中，"通过向下扎根来向上提升"的曼陀罗是非常有帮助的。你的根基是首要的，在开始做体式之前先花一些时间来建立起强壮的根基。举个例子，可以在做战士式时向下扎根到大地中，在找到平衡之后感受体式的扩张，向外延伸。

本书将以循序渐进的方式来指导你的练习。我建议你认真体会所有的步骤，而不仅仅是匆忙地练习体式。大多数的瑜伽体式都有许多变体，有适合初学者的简单版本，也为高级练习者准备的版本，因此，你会发现本书中的许多体式都在页面的旁边列出了变体，甚至有一些变体注明要"增加难度"，但这并不是为了要让它"更好"。举个例子，前屈折叠式的目标不是一定要碰到你的脚趾，能够碰到脚趾也许并不能让你更快乐或成为一个更好的人，更不会让你的心愿清单变短；但是，你可以带着觉知做适合你的变体，这样就能从体式中学到东西。

当你完全掌握了一个体式后，闭着眼睛来练习会感觉很棒。这时，瑜伽更多的是关于一系列由内而外的感知，而不是摆出几个姿势。你应该对自己做的体式有觉知。除此之外，了解你需要的变体、启动所有的感知力将会让你的练习更有效果。

疼痛是身体在提醒你应该尝试其他温和的变体。即使在周一你能够做一个"增加难度"的变体，并不意味着周二你也能够轻松地把这个体式做出来。每一次你来到瑜伽垫上时，身体的感觉都会不同。

所有接下来的体式都包含了建立根基与发展柔韧性这两方面的元素。你想要挑战自己，但不需要拉伤自己。在一个体式中你应该感受到一些肌肉在工作，同时其他的肌肉在放松或伸展；你应该意识到要专注于心，但同时也有轻松的感受。换句话说，瑜伽不

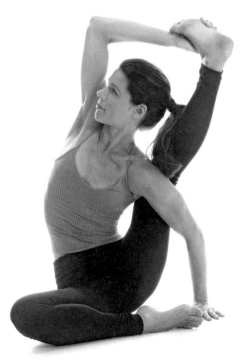

是完全的柔软与松懈，也不是完全的严格与强劲，它是平衡。

温和一些

你的身体很容易被改变，所以，如果现在还不能做出一个"完美"的体式，也不要灰心丧气。即使现在做不到，只要保持练习，很快就会建立起力量与耐力。知道在什么时候休息是十分明智的。

你也许会发现，通过规律练习，瑜伽垫之外的生活发生了很大的变化。这是有道理的。如果你花时间去变得柔韧、强壮与平静，你就会将力量、轻松与平稳运用到日常生活中。在这个过程中，规律练习会让身体变得更加精干、强壮，你会发现自己睡得更好，吃得更健康。

本书中的瑜伽体式是要读者去练习一些自然的身体动作。与拼尽全力完成几组腿部深蹲不同，你可以带着深入的呼吸来做几组雷电式，仔细体会身体内部的变化。身体会对此做出回应，自然而然地变得更强壮、更

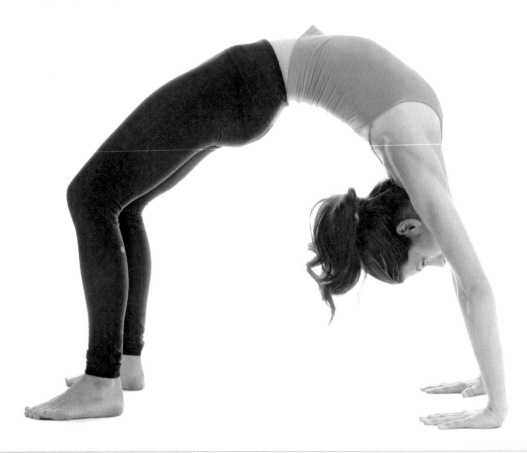

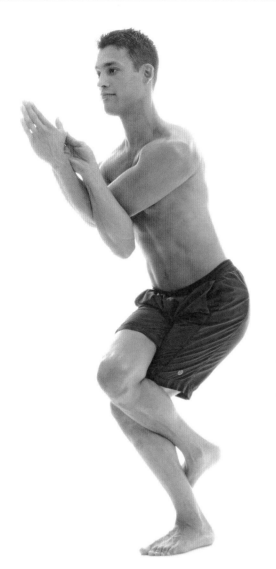

放松。当你的身体能够体会到这一点之后，由内而外的改变就发生了。

可以在一天中的任何时候练习瑜伽，比如在开始工作之前、在中午需要提振精神时或者在上床前放松身心时。我有个朋友为了激活下午的能量，会在每天下午4点左右关上她在曼哈顿的办公室的门来练习头倒立。做倒立给了她能量，比吃糖果带来的突然爆发的能量持续的时间更长，也更健康。很多人喜欢在上床前做一些修复的体式，让活跃的心智冷静下来，让身体变得平静。瑜伽给了我们一整天都可以运用的工具。

有觉知地呼吸

当你在保持体式时，要试着去体会呼吸的质量。看看你是否能够深长地呼吸，是否能够运用乌伽伊呼吸（见第21页）。如果呼吸变得起伏不定或者有停顿，则说明你也许太紧张了。在这样的情况下，你需要回到婴儿式（见第130页），做几次呼吸来放松，并且重新与当下连接起来。

第2章 为你精选的瑜伽课程

本书为你精选的瑜伽课程一共有6节，每节课都包括了8个练习，并配有细化到每分钟的指导口令。每一节课都被设计成1小时的练习。重复是学习瑜伽至关重要的一点，如果你肯花时间学习，最终就能够自然地做出这些体式。本书的课程还留出时间让你仔细探索每个体式，体会哪个部分比较容易，哪些又非常具有挑战性。在1小时的课程中按步骤尝试这些体式之后，你将对这一节课的瑜伽体式了然于胸，并且在这个基础上继续不断精进你的瑜伽练习。

这些课程并不需要一次全部学完。相反，下面这些课程就是为繁忙人士设计的。也许你需要将你的瑜伽练习切分成几小段，分别在晨间、中午和晚上完成。正因如此，瑜伽是能够在一天中的任何时候进行练习的。这6节课被设计成分别对应一天中不同的能量弧：晨间的体式是当你觉得有些懒散却要准备进行接下来的一系列活动时可以练习的体式，午间体式是当你的能量像太阳一样饱满时练习的体式，晚间体式是当能量下行渐渐趋于平静时练习的体式。

你会从拜日式开始学习，在一天的开始就练习这个体式能让人充满能量。接下来会去学习平衡体式，这些体式适合在上午晚一点儿的时候在你的专注力很强且身体比较打开的情况下去做，可以做单腿站立的舞者式、在乌鸦式上飞行的体式，或者更多这样的平衡体式。再接下来，你会探索你的核心肌群，加强这个身体所有动作的能量中心，并通过练习这些核心体式来塑造精干、紧实的中段。

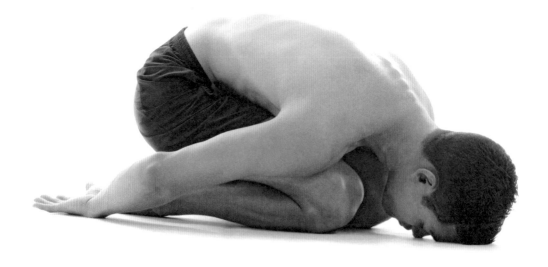

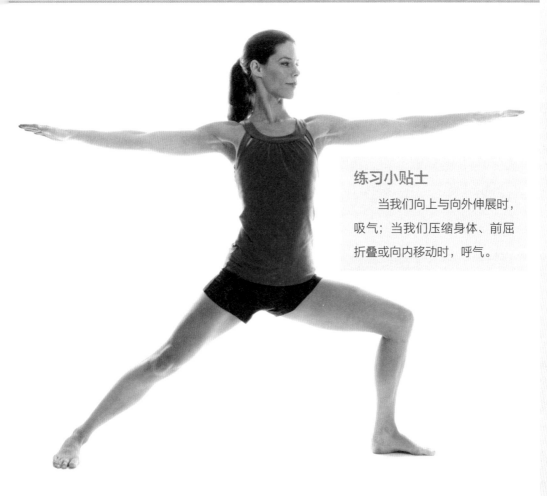

练习小贴士

当我们向上与向外伸展时，吸气；当我们压缩身体、前屈折叠或向内移动时，呼气。

进入精华瑜伽课程的第二部分后，将会通过颇具挑战性的点燃体式系列来燃烧热量。这一系列的体式可以在对抗午后疲惫感时派上用场。会用各种方法将身体像麻花一样拧转，把这些体式做熟练之后就能够在完全莲花式上做冥想了。最后，你需要一系列的体式来帮自己在入睡之前让能量下行，放松下来。

在本书的最后部分，你将有机会把所学的知识运用到一系列的瑜伽流动序列中。即使你只有很少的时间练习，它们也可以带给你最大的益处。

拜日式

在接下来的课程中，你将学习怎样做构成拜日式的基础体式。下面这些由呼吸串联的体式通常在开始练习瑜伽的时候做，就像太阳温暖地球那样温暖身体。在这些体式中保持吸气和呼气能够唤醒身体与心智，当你在培养一种专注的感觉时，既要驱走昏沉的状态，又要让能量保持集中而不分散。

学习2小时课程后，翻到第140~141页，把这些体式放到拜日的A和B序列中，在拜日式的流动中制造体内热量，这有助于在接下来的练习中更好地伸展，或者简单地为后面的体式做一次热身。当你有规律地转换体式时，你的身体就像一个节拍器在摆动，既顺畅又充满活力、激发能量，成为一天中专注力的来源。

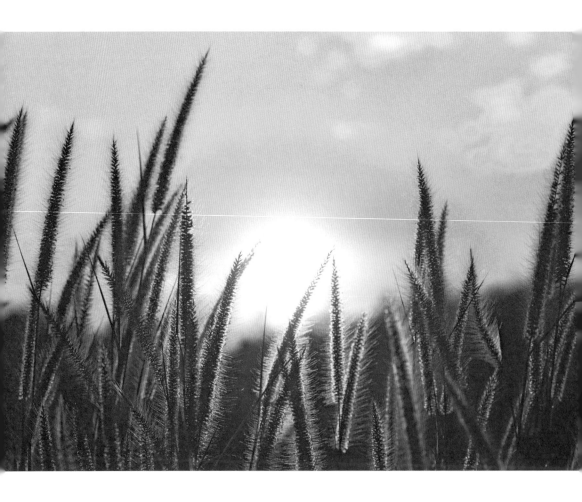

山式

山式会给你稳定性和力量，它可以打开心灵，并且能够让你体会到通过简单地直视前方所带来的清晰感。山式的顺位要点组成了其他许多站立体式的顺位基础。让打开身体前侧的感受提醒你要变得善于接受，而来自后背的力量则在提醒你能够自信地把持住自己。

1 两脚并拢站好，双脚扎根于地面，身体重心均匀地分布在双脚的4个点上，即大脚趾、小脚趾、脚跟内侧和脚跟外侧。

2 略微卷尾骨，把肚脐拉向脊柱，轻轻收紧核心，确保下巴平行于地面。

3 吸气时耸起双肩，呼气时落下；肩膀向后向下沉，远离耳朵；扩张胸部，保持面部柔软，下巴平行于地面，保持两分钟。

用2分钟的时间维持这个体式，集中注意力保持站立顺位，通过凝视前方培养专注力。

做山式站立的时候可以同时练习三步呼吸法，依次吸气到腹部、胸部，最终到达喉部。然后从喉咙呼气，接着是胸部，最后是腹部。

练习小贴士

当你在练习这个体式时，试着向前后左右4个方向滚动重心，找到强壮且受力均匀的、向下扎根的感觉。在这个体式里，你带着和地面强有力的连接，"通过向下扎根来向上提升"。想象有一根细线连在你的头顶，将你轻轻向上提起。

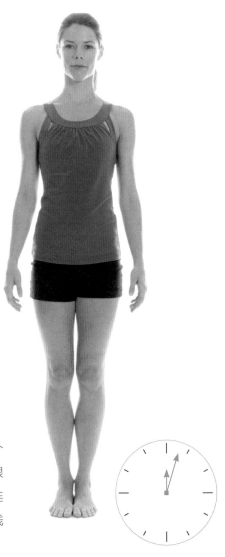

前屈折叠式

练习前屈折叠式同时也在提醒我们将头放到低于心脏的位置一会儿。在充满压力、令心智迷茫的日子里，可以抽一小会儿时间来练习前屈折叠式，仿佛把那些让你担忧的事情从头顶倒入地板，令自己放开那些纠结，让心来引导一切。

接下来的步骤描述了一个双手抓住脚踝深入折叠的动作，但前屈折叠式也可以是一个轻柔的伸展动作，请参看不同做法的变体。前屈折叠式首先是一个关于释放的体式。

1 从山式开始，吸气，抬起双臂举过头顶。

2 呼气，从髋部开始将上身向前折叠，要缓慢且有控制地移动。当手指尖接触到地面时，伸展背部，做成一个将上身抬起一半的动作。

3 让上身"倒"在腿上，指尖往地板的方向延伸。如果觉得舒适，还可以通过抓住脚踝来加深伸展，让上身越来越靠近你抓住的双腿。

用2分钟的时间把这个体式做到位，然后将上身抬起，回到山式。

用5分钟的时间在前屈折叠式和山式之间来回转换，分别尝试一下前屈折叠式的3个降低难度的变体，以此增加更多练习方式的选择，体会一下哪个变体对你来说最自然。有时，这个序列指的是像波浪一样的运动。

在做最后一个山式时，深吸气，将双手举过头顶，向后反弓后背并保持，想着要去打开你的内心。

释放并回到前屈折叠式，接着将上身抬起一半，准备做平板式。

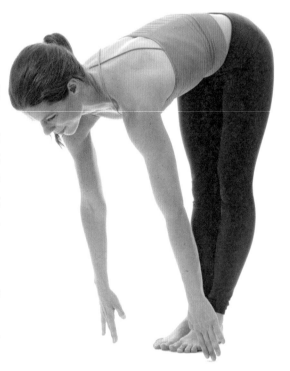

变体

降低难度

为了做一个轻松一些的伸展，在保持这个体式的时候将双手垂落于地面休息而不是抓住脚踝，手指可以指向脚趾（像右图演示的那样）或者离开脚趾。

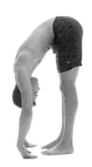

降低难度

为了做一个轻柔的伸展，试着用双手分别抓住对侧的手肘。

降低难度

你可以稍稍屈膝来让这个伸展变得轻松一些。

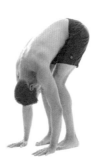

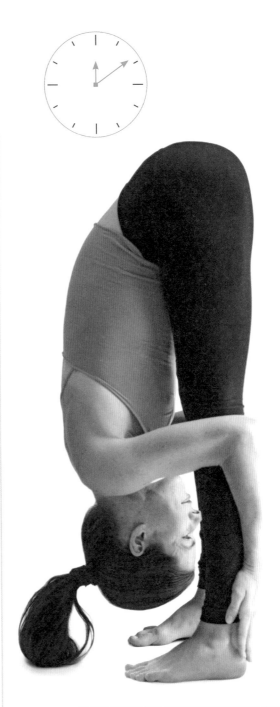

平板式

平板式看起来更像是手臂伸直的俯卧撑。在瑜伽练习中，我们经常从一个低弓步中把前面的脚向后撤、放到后面脚的旁边来进入平板式，或者像下文描述的那样从前屈折叠式进入这个体式。

这个体式有很多益处，它能够同时收紧上半身与下半身，能加强你的核心与手臂。它是拜日中很重要的一步，通常在拜日式中每个平板式只保持一次呼吸，但是单独练习这个体式也有很多益处。从保持3次呼吸开始，然后是5次呼吸，通过练习逐步加强，最终能够将平板式保持越来越长的时间。

1 从前屈折叠式将胸部向上抬高一半，屈曲双膝，双手放在双脚外侧的地板上，张开十指，依次将双脚向后迈，做成手臂推直的俯卧撑姿势。手腕和肩膀对齐，向下屈曲脚趾，用力推脚跟并收紧双腿与核心，向下凝视，将肩膀往后往下压，避免给颈部带来压力。

2 保持这个姿势，舒适地呼吸。你的身体看起来就像是一条充满了能量的直线，能量从头部通过整条脊柱一直到达脚跟，好像要将身体轻轻地从地面推起来。

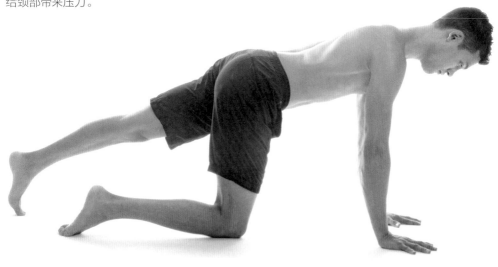

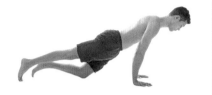

用5分钟时间来练习平板式，若有需要的话，从简单的变体做起。练习平板式时，要在保持顺位且深入呼吸的前提下尽可能长时间地保持。你能感受到体内正在制造热量。

在最后一个平板式的末尾，不要直接从平板式中释放出来，而是要继续保持，准备接下去做四柱支撑式。

简单的变体

依次将双膝落于地面，在做平板式的时候始终保持膝盖落在地板上。通过练习这个变体，能够加强上身与核心力量，最终可以伸直双腿进入完全体式。

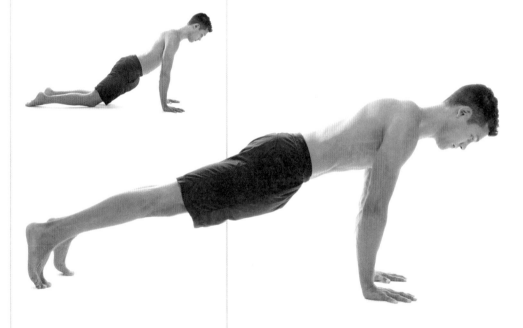

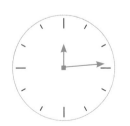

练习小贴士

为了构建一个强壮的根基，要确保你的手腕对齐肩膀，双手打开至与肩同宽，放平手掌，张开手指，髋部应与肩膀成一条直线。为了获得最佳的加强腹部的效果，尽量收紧腹部，避免下背部晃动。

四柱支撑式

四柱支撑式是当我们从一个体式过渡到下一个体式（通常是在拜日式中从平板式转换到下犬式）时的一个连接动作，你可以把它想成一个从高处推到低处的俯卧撑。

就像这个体式本身表现的那样，实际上四柱支撑式是一个强度较大的力量练习。当你降低身体进入四柱支撑式时，你的手臂很难维持身体的直线形态，所以腹部肌群必须保持收紧，在脚后跟牢牢推向地面的同时，让你的呼吸（意志力）引导你保持身体稳定。

1 从一个手臂推直的俯卧撑姿势或平板式开始，吸气准备。

2 呼气，慢慢地向地面降低身体，屈曲手臂。

3 收紧核心肌群，保持手肘靠近身体并指向后方，继续屈曲手臂降低身体。

4 当降低到距离地面一半高度时，停下来并保持。

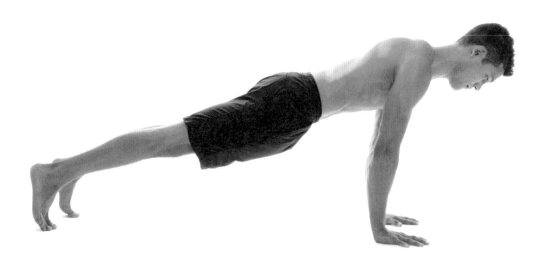

用5分钟的时间探索这个体式，如果需要的话，从简单的变体开始做。每一次都尽量保持长一点儿的时间。

现在挑战一下手臂和腹部的潜力：在3分钟内，在平板式和四柱支撑式之间来回转换，在能够做到完全体式之前从简单的变体做起，在这个"瑜伽的俯卧撑"练习中手肘应该指向身体后方，而不能向外。

在最后一个四柱支撑式上保持住，准备做上犬式。

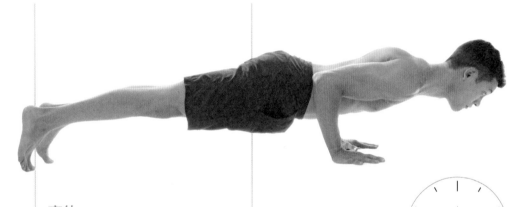

变体

降低难度

四柱支撑式会运用大量的上身力量，当上身的力量还不够强大时，可以在从平板式转换进入四柱支撑式时让双膝落于地面，向下扎根并保持。

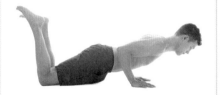

练习小贴士

这个以向太阳致敬为主题的瑜伽练习是一个强大的加强腹部的练习，当你在做这些姿势时，也许会感觉到腹部在颤抖。挑战自己，在感到任何不舒服时尽量运用呼吸来缓解不适，为了获得一个线条流畅的中段而不断努力。

上犬式

上犬式是拜日式非常重要的组成部分，通常会保持1~3次呼吸。单独练习上犬式时，有益于打开身体前侧的喉咙、肩膀和胸部（包括整个以心脏为核心的区域），它也能够伸展脊柱，并且可以潜在地激活腹部肌群。上犬式是一个很棒的、充满能量的、打开新一天的方式。

1 俯卧在地板上，呈低俯卧撑姿势，手臂应屈曲成正确的角度，同时做到上臂与躯干成一条直线。双手压向地面，手指指向前方。

2 屈曲脚踝，脚跟朝向天花板，脚趾点地，通过脚趾找到身体平衡并保持，整个身体应成一条直线。双腿充分伸展，后背和颈部应保持在中立位，向下凝视地板。

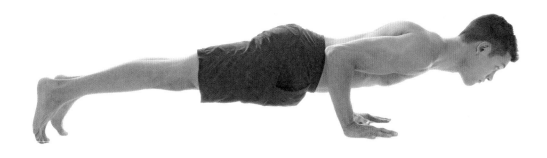

给自己5分钟的时间来探索这个体式，保持，释放，接着做一个四柱支撑式，再次进入上犬式。

现在你已经准备好从头开始练习这个序列。在2分钟的时间里做山式、前屈折叠式、平板式和四柱支撑式，然后做上犬式。每个体式保持1~3次呼吸。做完这个练习，你能够感受到身体和心智复活了。

练习小贴士

为了将这个体式保持得更久，应激活指尖而不是一味地将手掌向下压。张开手指，双手位于肩膀的正下方。

3 吸气时反弓后背，将手掌压向地面，同时提升上胸部。做这个动作时将腹部肌群向内拉，想象你的肚脐正被拉向脊柱。

4 将膝盖从地面抬起数厘米并保持平衡。从核心肌群发力，应强烈收紧腹部肌群而不是脚趾，正是腹部肌群为这个动作提供了支持与稳定性。激活双臂，双手持续下压地面。

5 将肩膀向后卷动并向下沉，远离双耳。吸气时更深入地反弓后背，令颈部伸展并进入反弓姿态。向后点头，向上凝视天花板。

6 保持3次完整的呼吸，有需要的话，可保持得更久一点儿。

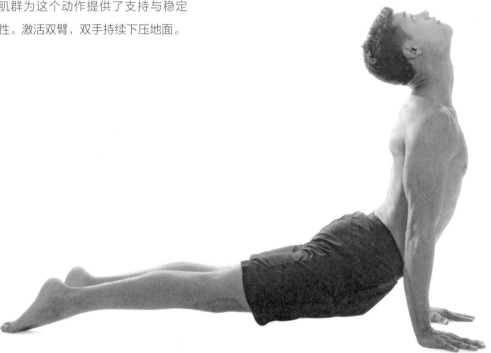

练习小贴士

重复练习下面这个从上犬式流动进入下犬式的序列，可以达到伸展身体、恢复活力的效果。让呼吸来引导你。吸气，向前伸展身体，并向后弯进入上犬式。呼气，屈曲脚趾，抬高髋部，将脚后跟向下压进入上犬式。

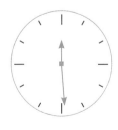

下犬式

下犬式是一个重要的基础体式，也是拜日式的必不可少的组成部分。在早晨，即使只练习这个体式也有不少益处。这是一个很好的培养力量、提升柔韧性的练习，是非常有能量的练习。当你将身体保持倒V形时，想象有一道能量光束从你的头顶沿着脊柱向下，通过坐骨向外延伸。再想象一下，有另外一道光束照射在腿部后侧，从尾骨一直到脚后跟。和前屈折叠式一样，在下犬式中你的头部也位于心脏下方。保持这个倒过来的姿势时，想象你正在改变你在这个世界上的方向。

1 采用跪姿，双手落于地面，手指指向前方，屈曲脚趾，吸气准备。

2 呼气，在双手下压地面的同时，将骶骨往天花板的方向抬高，伸直双腿，让身体成为倒V形。双手保持抓地，双脚放平对抗地面。

3 在这里停留一下，让你的姿势做得更好。手指延伸，确保手腕平行于垫子前面的那条边。主动收紧双臂和双手，双脚往地面的方向延伸；收紧核心，将肚脐向内拉，保持该姿势。

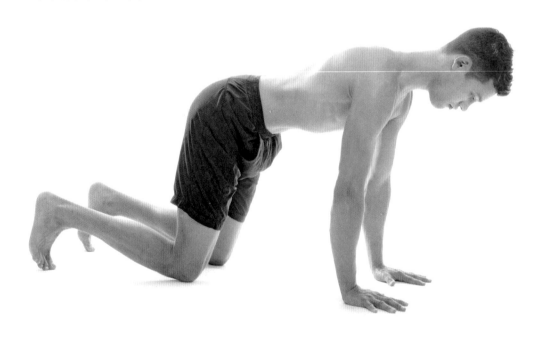

练习小贴士

保持体式时，专注在双腿上面，试着伸直膝关节，将脚跟压向地面，并且将大腿略向内转，双手下压地面。

用5分钟的时间来做这个体式，保持，然后重复，专注于你的体式。

出体式，然后进入上犬式。将双手压向地面并再次进入下犬式。花3分钟的时间将这个序列做几遍，直到能够自然地在体式间转换，让呼吸来引导你的动作。

用2分钟时间从山式开始将整个序列做一遍。当你完成下犬式后，继续保持在这个体式上，准备进入战士一式。

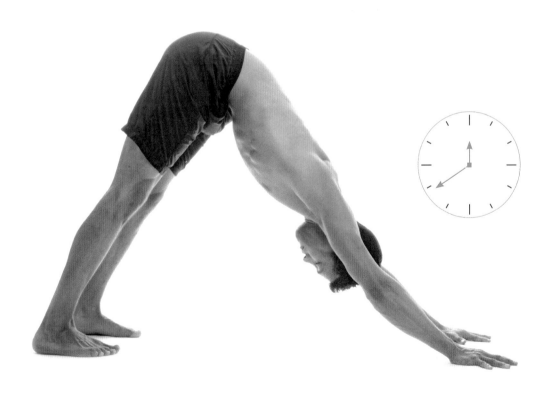

战士一式

当做战士一式时，你会感觉到强壮并充满能量。在开始做个体式的时候花一些时间调整脚的位置。一个强壮的根基是非常重要的，在将手臂和胸部向着天空伸展之前，先用双脚去感受与地面的连接。

可以随意地缩短或扩大双脚之间的距离，重要的是要从一个强壮的根基开始向外伸展，保持骨盆方正并朝向前方。如果在你的髋部放上两个头灯的话，它们应该笔直地将光线射向前方，照亮整个房间。当把这个体式作为拜日式的一部分时，我们可以用一次呼吸一个动作的方式来练习。

1 从下犬式开始，吸气，将左腿向后向上抬起。

2 把左脚迈向前方，放在两手之间，右脚跟落于地面。在这里停留一会儿，将手指和脚趾对齐。

3 吸气，将双臂举过头顶，把髋部和肩膀摆正，朝向前方。放松双肩，使其远离两耳，保持手臂激活、伸直。

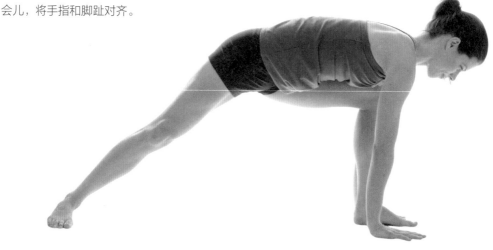

用6分钟时间来适应这个体式，找到感觉，确保在两边都做一下。

在4分钟内将整个序列做两遍，第一遍结束时落在右边的战士一式，第二遍结束的时候落在左边的战士一式，体会有一股强大的力量传遍全身血脉的感觉。

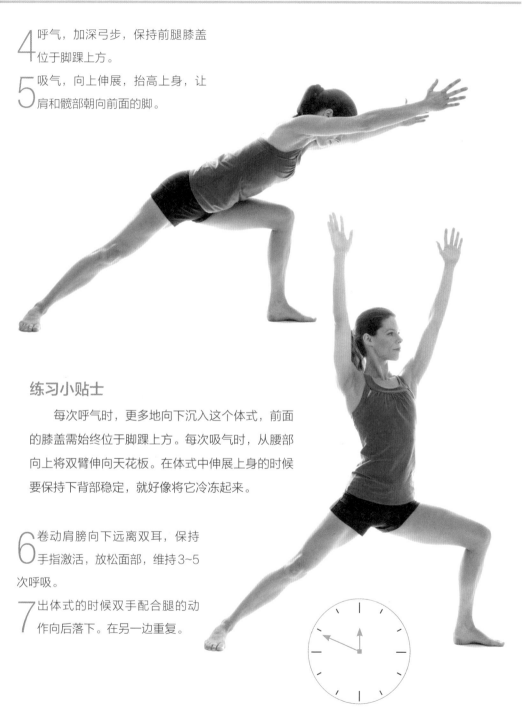

4 呼气，加深弓步，保持前腿膝盖位于脚踝上方。

5 吸气，向上伸展，抬高上身，让肩和髋部朝向前面的脚。

练习小贴士

　　每次呼气时，更多地向下沉入这个体式，前面的膝盖需始终位于脚踝上方。每次吸气时，从腰部向上将双臂伸向天花板。在体式中伸展上身的时候要保持下背部稳定，就好像将它冷冻起来。

6 卷动肩膀向下远离双耳，保持手指激活，放松面部，维持3~5次呼吸。

7 出体式的时候双手配合腿的动作向后落下。在另一边重复。

战士二式

战士二式是一个很好的加强下背的体式，也是一个很有效的打开髋部的体式。当你在方向盘或办公桌前坐了很长时间后，这个体式就可以派上用场了。战士二式源于战士的坚定决心，它构建起专注、坚毅以及柔韧。试着将这个体式保持得比最初想要保持的时间更长一些。核心收紧，向下卷尾骨。如果把一个头灯放在你的髋部，它应该照向侧面的墙壁。

1 从战士一式开始，吸气，向上看你的指尖。

2 呼气，打开髋部并流畅地将双臂伸向身体两边，凝视前面手的指尖。

3 放松双肩，将它们向下沉，远离双耳，保持体式。在每个呼气中感觉自己不断变大，占用越来越多的空间；在每个呼气中，更多地垂直下沉，保持前面的膝盖始终位于脚踝上方。

练习小贴士

确保前面的膝盖保持恰当、安全的顺位，往下看时应该能看见大脚趾的一小段从膝盖内侧向外伸出。

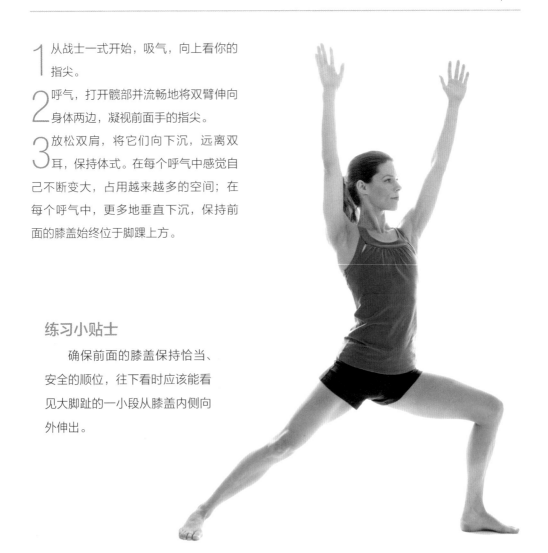

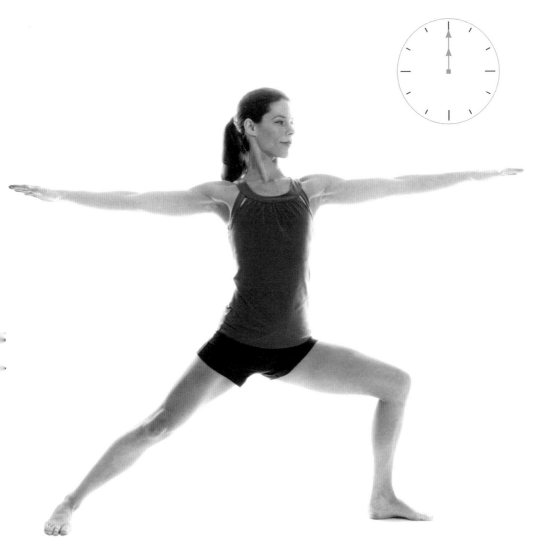

给自己6分钟的时间来学习战士二式，两边都要做。

最后在5分钟的时间内把整个序列做两遍，先做右边的战士二式，再做左边的战士二式，完成这个2小时课程的学习。现在你已经准备好在每个早晨练习拜日式了。

平衡身体

下面的课程会挑战你的平衡感。比如，你会发现自己用一条腿站着去做一些大胆的姿势，或者用脚趾来挑战平衡。除此之外，还会学习怎样运用手臂来支持身体的重量。

凝视点是保持平衡必不可少的要素，当你适应了一个体式并准备开始找平衡的时候，先找到一个点（也叫作凝视点），双眼注视这个凝视点。你的凝视点应既柔软又稳定，它就像是你的锚，将所有狂热的思绪冷却下来。平稳的呼吸有助于在身体内部找到稳定与坚固的感觉。

尽可能长时间地保持体式，很快你会发现你的专注力以指数级别增长。该系列的体式可培养出结合了毅力与坚韧的专注感觉，会在应对生活中的一些颇具挑战性的事情时派上用场。体会一下，当找平衡的过程变得棘手的时候是怎样的感受，在这个时候如果不带偏见地去体会，也许能够更多地了解自己。要知道，身体两边的平衡感可能会有差异，每一天的平衡感也会有变化。记住这一点，当你摔倒的时候正是一次珍贵的爬起来重新尝试的机会。

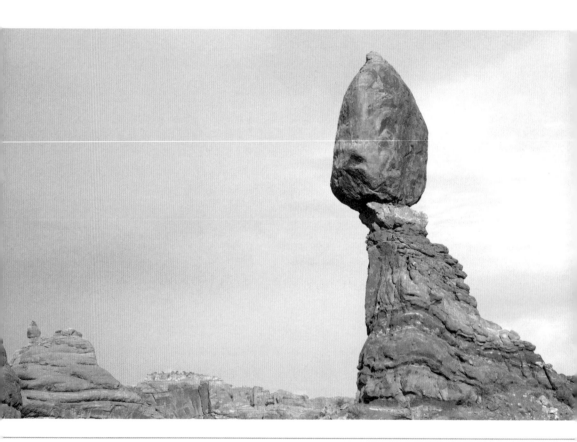

脊柱手臂平衡式

这是一个很好的加强核心与背部的体式，虽然这个体式的动作幅度相对较小，但却真正加强了你的腹部肌群并挑战你的平衡感。保持体式时，尽可能将手臂和腿抬高。如果发现很难找到平衡，一开始可以让后腿落在地板上，向后伸直并屈曲脚趾，这样仍然可以在向上向外伸展的过程中获得这个体式的益处。

1 跪下来进入四柱支撑式，肩膀对齐手腕，膝盖在髋部上方，脊柱中立并向上一直延伸到颈部。张开手指，手腕根部的褶皱与垫子边缘平行，吸气准备。

2 呼气，把一只手臂和对侧的腿一起抬起来，将手掌牢牢压向垫子，将腹部向内拉，这样有助于保持平衡并增加这个动作的益处。保持3~5次呼吸，在每个呼气中进一步向外伸展，向前向上凝视。

3 呼气时将手臂和腿收回起始姿势，在另一边重复。

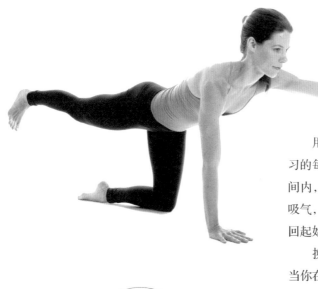

用1分钟的时间让自己熟悉这个练习的每个步骤，然后在总共2分钟的时间内，交替在每边慢慢地重复做3遍。吸气，伸展，呼气，将手臂和对侧腿收回起始位置。

换边的时候尽量不要失去平衡。当你在单臂单腿的姿势上找平衡时，尽量保持躯干静止不动。

当你找到感觉后，用2分钟的时间在不影响你的正位姿态且没有不稳定的身体颤动的前提下加快速度练习。保持呼吸，运用核心肌群来找到稳定。

树式

树式可以培养平衡感，通过单腿站立、平静地呼吸以及找到视觉专注点（凝视点），来教导心智和身体即使在事情偏离正轨时也要保持平衡、冷静。在树式中，站立脚是根，身体的核心像树干一样稳定，双臂像树枝一样可以自由摆动，就像是一棵真正的树。你也许会摇摆，但要努力扎根。始终看着一点有助于保持体式，如果摔倒了，重来就好。从体式中摔倒通常是让我们了解自己会如何面对逆境的机会。因为树式需要专注，所以这是一个很好的在清晨让心智与身体充满能量的练习。

1 山式站立（见第41页），双手合十置于心脏前方，将重心转移到左脚上，感觉它平稳地踩在地板上。

2 将右脚抬起来，如果需要的话，可以用手帮忙，把它放在左膝的上面或下面（避免直接把它放在膝盖上面），试着把这只脚压向左边的小腿或大腿。

3 保持5次深呼吸，放松，让双肩下沉，远离双耳；保持头部向上伸展，下巴平行于地面。

4 呼气，释放体式并进入山式。在另一边重复。

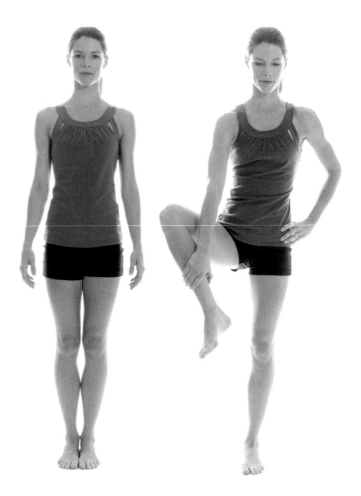

变体

降低难度

如果你发现一开始就做完全体式不太舒服，可以把脚放在膝盖下方来练习。

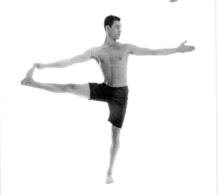

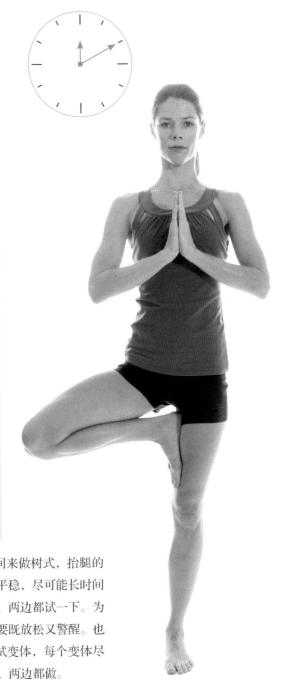

增加难度

屈曲右腿，用食指和中指组成的瑜伽脚趾锁抓住右边的大脚趾，然后将右腿、右脚伸向右边。可以将两个膝关节都屈曲起来，但要保持身体向上延伸。将左臂往左边打开，来帮助身体保持平衡。

用3分钟的时间来做树式，抬腿的时候尽量保持身体平稳，尽可能长时间地保持，然后重复，两边都试一下。为了保持树式，你需要既放松又警醒。也至少用2分钟来尝试变体，每个变体尽可能长时间地保持，两边都做。

站立劈叉式

站立劈叉能够非常好地伸展双腿，在体式中你可以体会到整个股四头肌和腘绳肌都得到了伸展，头部再次低于心脏。不要担心不能将腿抬到你想要的程度，更重要的是要让腿部充满能量直至脚趾，确保你在两边都做了这个非常挑战平衡的体式。

1 从前屈折叠式开始（见第42页），将重心放到左脚上。

2 将右脚抬离地面，手指向后移动并和脚趾成一条直线。

3 垂头，尽量向上伸展右腿，绷紧脚尖，伸展脚趾。

4 如果有需要的话，在这里停留1~2次呼吸。找到平衡后，通过用左手抓左脚踝来加深伸展。保持3~5次呼吸，在每次呼吸中将上身更多地拉向站立腿，释放，然后进入前屈折叠式。在另一边重复。

用3分钟的时间在身体两边都探索一下这个站立劈叉式。从一个新的观点来看，这个心脏高于头部的姿势有很多益处。要保持髋部完全方正，这一点比腿抬起的高度更重要。将平衡保持得越久，柔韧性就会越好。在1分钟的时间里依次抬起两条手臂来挑战平衡。练习这个体式后，你会感受到因为血液倒流而带来的充满活力的感觉。

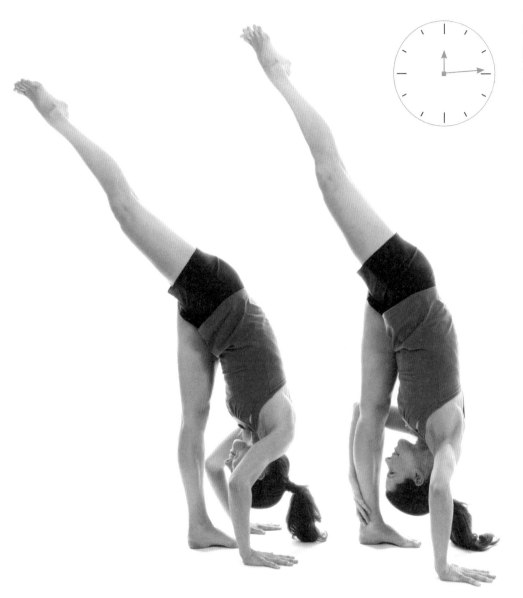

练习小贴士

你也许会发现自己能够将左腿抬得比右腿高很多或者相反。这很正常，因为身体两边的柔韧性和平衡能力可能会有所不同。

天堂鸟式

天堂鸟式是一个高级的平衡体式，需要花些时间才能掌握，在练习中要耐心地对待自己。例如，用一只手抓住另一只手的时候允许自己屈膝，可以在努力做到完全体式的过程中或者在遇到挑战的步骤时停下来休息。天堂鸟式可以很好地伸展腿部和髋部，当你做到完全体式时，会感觉自己就像一只羽翼丰满的天堂鸟。

1 进入前屈折叠式（见第42页），双脚与髋同宽，将左侧手臂从两腿间穿过，将重心转移到左脚上。

2 吸气，然后呼气，将右脚压向地面，同时慢慢地站起来，通过收紧核心肌群把身体向上拉起来。在手锁的下面屈曲右膝，这是天堂鸟式的第一个平衡挑战。

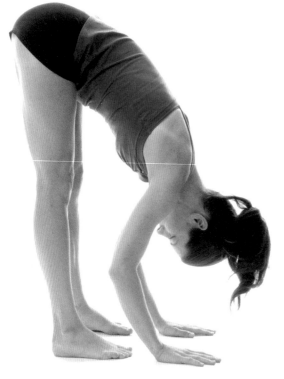
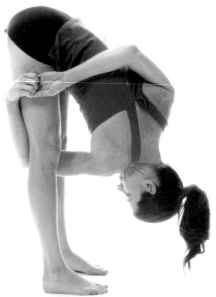

3 保持上身向上延伸并尽量伸直左腿，保持左脚脚趾充满能量，脚尖绷紧或勾起来，保持5次呼吸。

4 屈曲左膝，然后出体式，保持手臂仍然环绕腿部，缓慢且有控制地降低到前屈折叠式，手臂放下，自然下垂。在另一边重复。

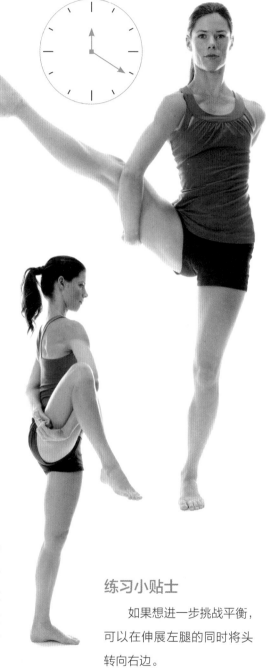

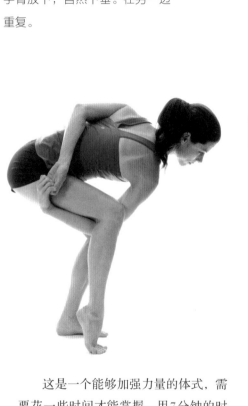

这是一个能够加强力量的体式，需要花一些时间才能掌握。用7分钟的时间按步骤探索，如果需要的话，可以在步骤之间停下来呼吸。在释放并重复这个体式之前，尽量保持得久一点儿。两边都做。

练习小贴士

如果想进一步挑战平衡，可以在伸展左腿的同时将头转向右边。

战士三式

战士三式是一个加强双腿、脚踝以及背部肌群的高级平衡体式，它能够加强平衡并带给你权力感。柔软、平稳地凝视站立脚的前方有助于保持平衡。试着在体式中屈曲后脚。

1 进入战士一式（见第52页），凝视前面脚的脚趾前方1米远的地板。

2 做一次深呼吸，然后呼气，用右脚尖推地，将身体重心前移。慢慢地将左脚抬离地面，调整肩膀和髋部，让它们平行于瑜伽垫。将肚脐向内拉，启动核心支持体式。

3 保持5~8次呼吸，在将后腿落回地面的同时把双臂向上抬起，然后出体式。

4 双脚并拢，站直站高，在另一边重复。

用2分钟的时间探索战士三式，两边都做，并且尽量将体式保持得久一点儿。找到平衡后，在4分钟内练习下面的动作：伸展双臂，从战士三式的完全体式开始，吸气准备；呼气，把双手放到心脏部位，吸气；呼气时将双手落回到身体两边，摆出飞机机翼的样子，吸气；呼气，将双臂收回到起始姿势，然后在另一边重复。有必要的话，可以停下来把腿落到地面，体会当你移动手臂时平衡感是怎样变化的。

从战士三式中释放出来，进入站立劈叉式，保持后腿伸展并收紧，在这里保持几次呼吸。在2分钟之内交替地在两边重复练习。

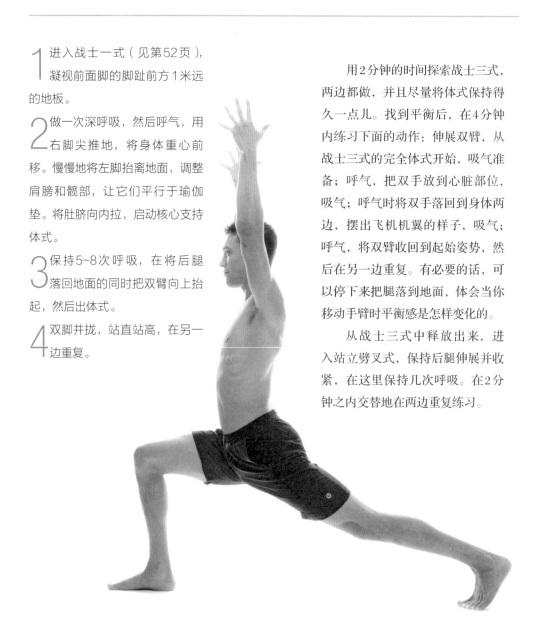

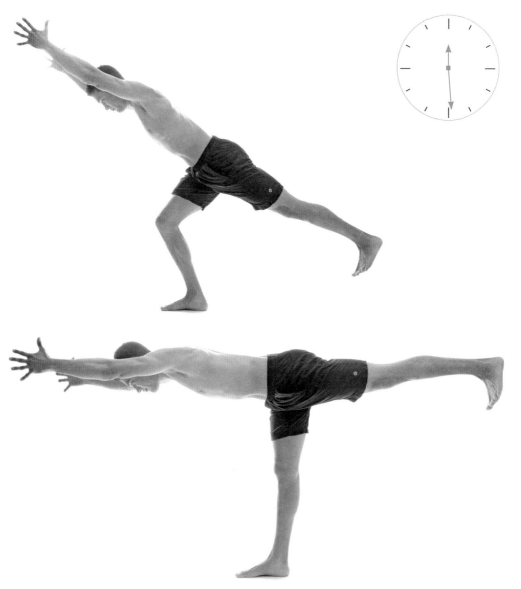

练习小贴士

　　正位的姿态是重要的，确保摆正你的髋部而不是扭转向一侧；颈部应保持中立位，不能过于绷紧。

舞者式

舞者式被认为是最美丽的瑜伽体式之一，它是一个充满能量的平衡体式。在保持体式时，向外向上凝视并让下巴平行于地面，尽量保持髋部水平。具有挑战性的是：通常被抬高的那条腿一侧的髋部总想向外翻开。通过踢腿向上，从心脏位置开始伸展，最终就能进入舞者式的弓状姿势。稍将腿向后踢，或者完全不往后踢，只是简单地从单腿站立进入舞者的抓脚姿势，就能够做成一个很棒的舞者式。

1 从山式站立（见第41页）开始，屈曲右腿并用同侧手臂从脚的内侧抓住脚，单腿站立。

2 抬起站立腿那侧的手臂，吸气准备。

3 呼气，慢慢前倾身体，通过向前凝视来帮自己保持平衡。

4 在将后腿踢入手中时要用核心肌群来带动，继续抬高腿，加深并扩展你的体式。

5 保持5次呼吸，在每个吸气中更多地向上伸展，在每次呼气时更多地向前倾。释放体式，然后在另一边重复。

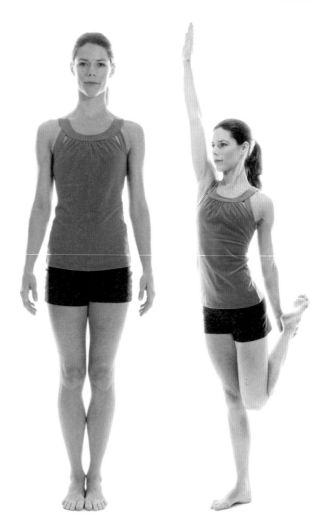

　　用6分钟的时间来探索这个优雅且充满能量的体式。两条腿交替着做，尽可能长时间地保持平衡。在伸展手臂、将能量通过指尖向前延伸时，让站立腿像在做树式那样向前移动重心，感觉既向下扎根又向上提升。

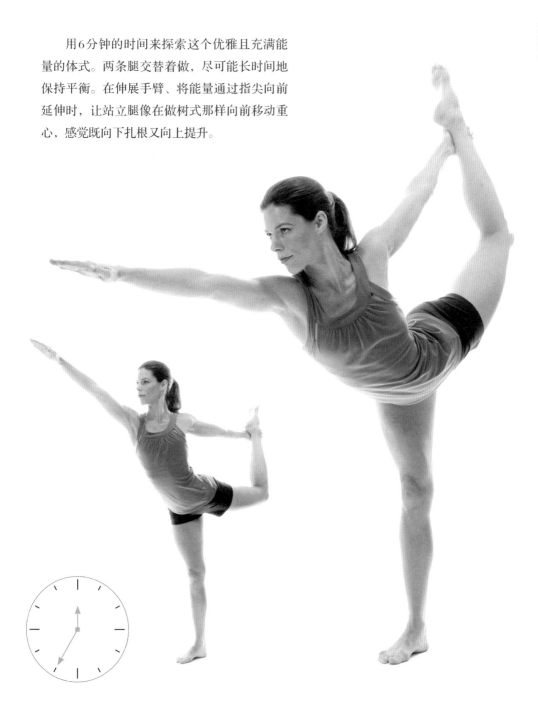

乌鸦式

乌鸦式是一个有趣的手臂平衡体式。通过选择不同的变体，这个体式可以既适合初学者，也适合高级练习者。如果不小心摔倒了，因为重心离地并不高，完全可以从地上爬起来再次回到体式中。

1 两脚分开蹲下，合掌在心轮。心轮指的是位于心脏的能量中心。

2 手掌落于垫上，手指张开，手腕位于肩膀的正下方。

3 屈曲手臂，踮着脚尖停留一会儿。在脚尖上前后移动一下身体的重心，开始做乌鸦式。

4 准备进入完全体式时，先抬起一只脚。准备好之后，再把胫骨放到手肘上方的上臂上面。

5 找到平衡以后，凝视身体前方一脚距离的地方。颈部伸直并保持中立，想着让你的心来引导体式。保持这个姿势，继续呼吸。

面对这个令人激动的体式，给自己6分钟的时间逐步探索。如果你发现很难在第一次练习的时候就"飞起来"，那么继续多试几次，直到找到平衡，哪怕一开始需要几个月的时间。

在练习整个体式序列的12分钟里，要一直体会身体内部各种不同的平衡感觉，注意体式是如何在生理和情绪层面带给你不同影响的。最后，你可以做到尽可能长时间地保持乌鸦式。

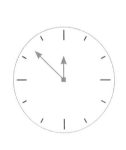

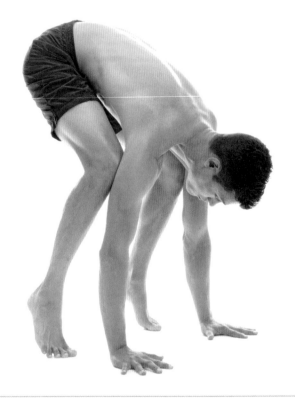

变体

增加难度

当你能够熟练自如地做基本的乌鸦式之后，将你的凝视点放在身体前方更远的地方，腹部向上提，手臂用力向下推，把身体抬得更高。这真的感觉像飞起来一样。更高级的做法是：试着伸展一条腿，然后换另一条腿。

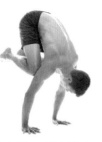

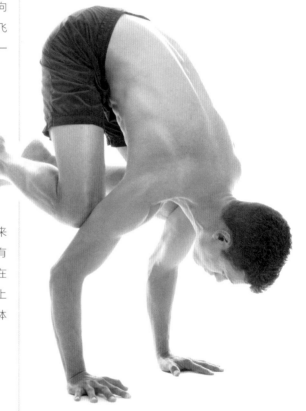

降低难度

试着站在一块瑜伽砖上，然后蹲下来做乌鸦式。这个辅具将身体抬高，令你有额外的空间来做这个屈曲手肘把胫骨放在上臂上面的动作。你会发现站在瑜伽砖上让身体前倾进入平衡状态更容易。当出体式时，你可以轻轻地落在瑜伽砖上。

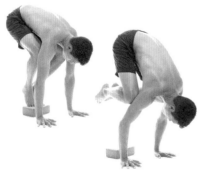

侧乌鸦式

顾名思义，侧乌鸦式就是在侧面平衡的乌鸦式。它也是一项在向外延伸之前先建立强壮根基的练习。在把身体推起来之前，凝视身体前方一脚距离的地方，想着让你的心来引导体式，同时将双手牢牢压向地面。

1 从蹲姿开始，把躯干转向左边，双手放在左边大腿外侧的垫子上。充分伸展手指，为手臂创造根基。双手需与肩同宽。

2 双膝并拢，收紧核心，将腹部向上向内拉。这会给身体一种轻盈的感受，让你"飞起来"。开始把身体向前倾到右侧的双手上，将右边大腿外侧边缘落在手肘上休息。可以用两个手肘，或者只用右侧手肘。

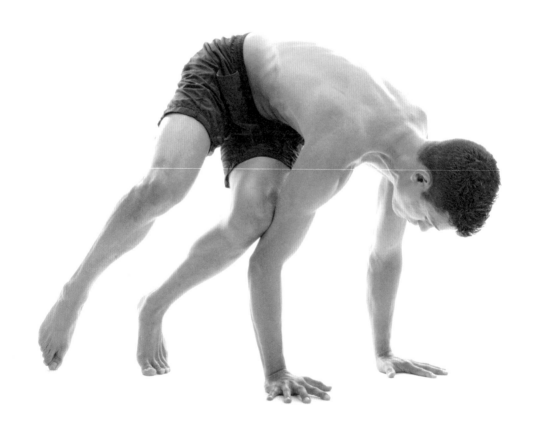

练习小贴士

试着把上臂和大腿连接起来创造一个下部身体的"架子"。这么做可以激活核心，所以在抬起身体时就感觉轻一些，没有原来那么沉重。

3 试着从地板上抬起一只脚，然后抬起另一只脚。双手往下推，就好像它们是你的脚一样。

4 保持3~5次呼吸或更长的时间。通过专注于呼吸来帮自己保持平衡。当有任何害怕摔倒的念头时，试着呼吸，保持冷静。

5 在呼气的时候，双脚轻落于地面，出体式。

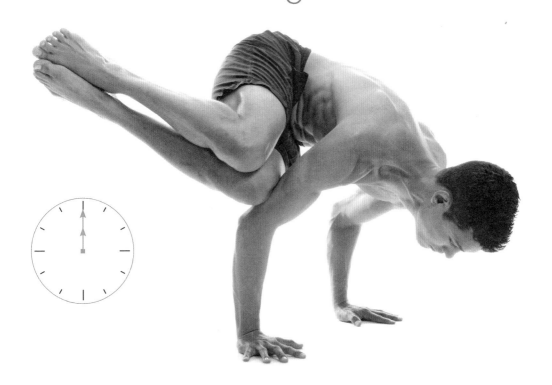

在这7分钟里，通过体验侧乌鸦式来加深平衡练习。试着在两边都找到平衡，也许只有那么一小会儿。感受身体和心智是如何适应这个大胆的平衡体式的。

针对核心区域的瑜伽练习

核心区域是围绕着背部、腹部和臀部的肌肉的能量中心。激活、加强以及增加核心流畅度的练习能够极大地改善身体的感受和外观。在以下1小时的课程中，你将会学习到一系列发展核心的瑜伽体式。

为了获得最佳的练习效果，当练习这些瑜伽体式时需要始终保持核心肌肉收紧。你会发现卷尾骨、把肚脐向上向内提拉以及运用你的胃部肌肉都会真正改善力量与平衡，并有助于在练习过程中保护下背部。其实，所有的体式都是从身体的中心向外延伸的，

这个中心越强壮，练习效果就越好。练习一段时间之后，你就能够自如地收紧核心了。

以下这些体式从不同角度锻炼核心，运用这些方法将你的内在火焰点燃，然后就可以试着将核心意识带入本书中所有体式的练习中。通常肢体末端比身体中心有着更强的感知力，希望这些体式也有助于将意识深入内部，提高核心的敏感性。与此同时，一个更加时尚、紧实、强壮的上腹部将会是令人惊喜的意外收获。

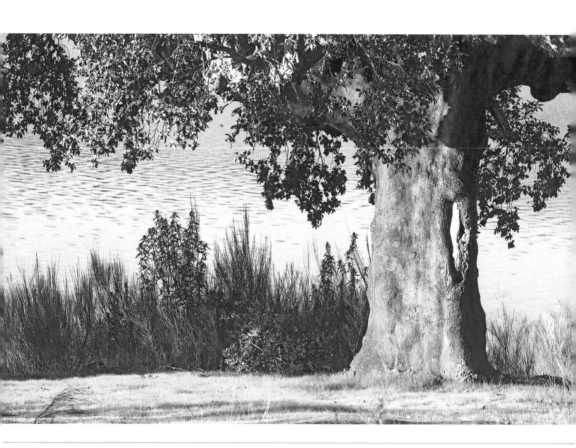

你的核心气锁

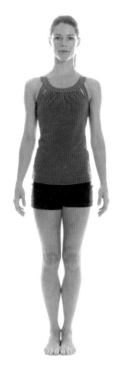

在瑜伽练习中，气锁是引导体内能量流动的内在驱动力。气锁这个词从梵文而来，字面意思是"能量锁"。同样，根锁被译作"根部的锁"，它包括收紧躯干根部的骨盆底部区域来激活核心根部的肌群。刚开始启动根锁时会有点儿困难，需要引导深层的内在肌肉向内向上运动。当你找到根锁后，核心就会自然收紧。许多高级瑜伽士在整个瑜伽练习过程中都启用根锁，以使他们在穿越体式时保持强壮、轻盈并充满活力。

可以结合腹锁来练习根锁。可以运用这样的方法来练习腹锁：将腹部肌肉向内向上提拉，就好像它们自动往肋骨腔后侧移动。要感受这个张弛有度的驱动力，

最好的入门方法是在山式和下犬式这样简单的体式中把两个核心气锁都找到，想象自己的躯干是一只装满了珍贵液体的碗，你要保持稳定才不会把碗中的液体洒出来。卷尾骨，保持这只想象中的碗直立着。在这个体式中，始终将你的骨盆底部朝着肚脐方向提拉，看看你是否能感觉到这个既不太紧也不太松的驱动力。

在练习下犬式的时候，吸气、呼气并将尾骨微微向下卷。当再一次吸气、呼气时，试着找到骨盆底部向着肚脐方向卷动的感觉。

在你进入并保持体式的时候找到核心气锁有助于引导能量向上，而不是流失能量。通过探索核心气锁，你可以在启动气锁的时候真正地由内向上提升自己。

在山式停留4分钟后，接着做下犬式来找到腹锁和根锁，并在体式中保持舒适的呼吸。

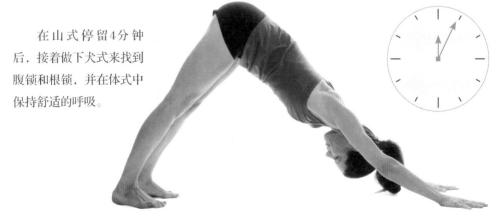

平板式变体

侧板式

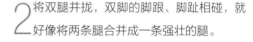

侧板式是一个强大的核心力量体式，在体式中要表现出轻盈感。顺位是首要的，做体式时要将身体保持在一条长长的直线上，不要让重心下沉，反而要将髋部往天花板的方向提拉，并最大限度地收紧腹部肌肉，尤其是腹斜肌。

1 从一个向上的俯卧撑姿势或平板式开始。

2 将双腿并拢，双脚的脚跟、脚趾相碰，就好像将两条腿合并成一条强壮的腿。

3 把身体转动到左脚外侧边缘，将重心移到左边，右腿和右脚转到左腿和左脚的上面，所有重量都放在左手以及左脚外侧的边缘上。

4 向天花板方向伸展右臂，试着通过凝视右臂来挑战平衡。

5 继续凝视你的手臂，至少保持3~5次呼吸，然后放松，在另一侧重复这个动作。

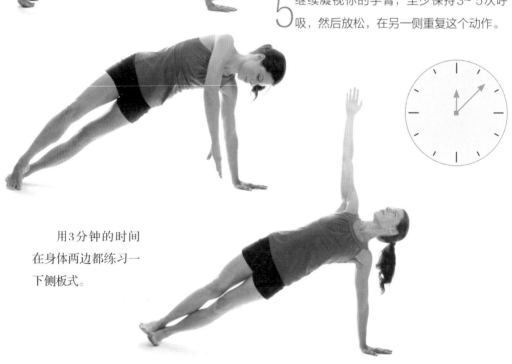

用3分钟的时间在身体两边都练习一下侧板式。

前臂平板式

前臂平板式是一个颇具挑战性的平板式变体。这个体式可以在体内快速制造大量的热量。当你保持这个强大的核心力量体式时，试着通过自己的心去呼吸，并在感受到任何阻力时继续呼吸。在练习中运用呼吸来保持体式，当你感觉无法再继续保持时，可以通过比平时更剧烈的吸气与呼气来将体式保持更长的时间。

1 从一个向上的俯卧撑姿势或平板式开始，双手与肩同宽，扎根在瑜伽垫上并向下卷曲脚趾。

2 身体保持一条直线，重心降低并落到前臂上。

3 将前臂推向瑜伽垫，在出体式之前保持5~8次呼吸。

练习小贴士

避免肩膀耸起，应将肩膀向下沉，远离双耳。

让自己用2分钟的时间来做前臂平板式，在维持顺位的前提下尽可能长时间地保持这个体式。此外，也可以用5分钟的时间来加强练习这个强大的手臂力量体式：从前臂平板式开始，保持两次完整的呼吸后，依次将手掌落于地面并将手臂推直进入平板式，然后按步骤缓缓进入左边的侧板式。保持两次完整的呼吸之后，顺畅地将上面的手臂落低释放，并再次进入平板式，接着转换进入右边的侧板式。在这一边的侧板式上也保持两次完整的呼吸，然后将重心再次落到前臂上，并尽可能长时间地保持体式。有需要的话，再次重复整个过程。

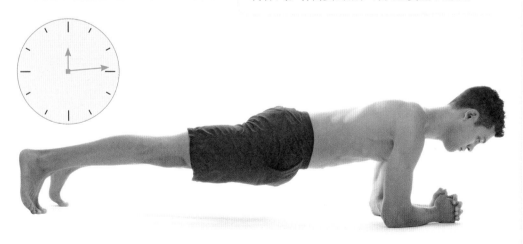

船式

船式是一个能很好地联系起身体核心的体式，在加强腹部、髋屈肌和脊柱的同时也充分伸展了腘绳肌。

1 坐直坐高，双腿伸向前方。

2 将身体重心向后滚动到坐骨上，屈膝，将膝盖向上提起来。绷脚尖，身体微微后倾，直至双脚离开地面，脚趾点在垫子上。

3 花点儿时间找一下平衡，缓慢且有控制地伸展双臂至水平面，保持双臂被激活，能量延伸到指尖，在这里保持一两次呼吸。

4 伸直双腿，与地面成45°夹角，保持下巴与地面平行。在体式中视线始终凝视前方的某一点，专注地保持3~5次呼吸。

用2分钟的时间来探索这个体式。在体式中始终将腹部向内拉，保持体式时呼吸要完整、深入。然后回到步骤3，准备接下来做"运转中的船式"。

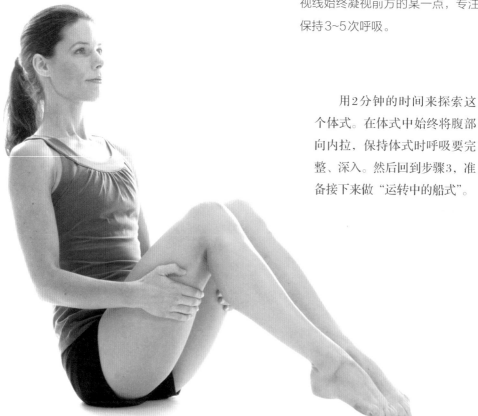

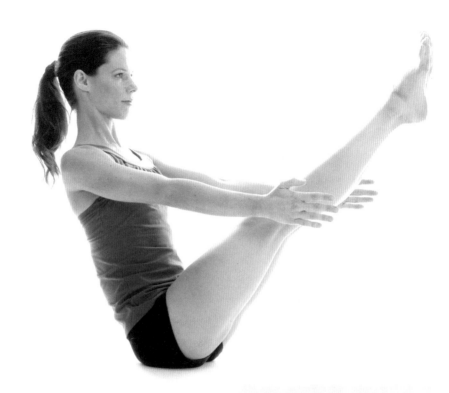

练习小贴士

　　做船式时，维持身体稳定的意识应来自核心区的能量中心肌群。通过将气息深深吸入胃部的呼吸模式来保持核心收紧。

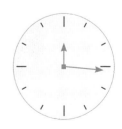

运转中的船式

现在你已经学过船式了，接下来可以将船式运转起来。以下这些体式将以一种动态的方式来挑战并加强你的核心肌群，你可以把它当成一种瑜伽的仰卧起坐。在体式中保持腹部始终向内拉并收紧，你的体式塑造得越好，越有益于塑造腹部肌肉。

1 从船式开始，放下并伸直双腿。你可以把它们想象成船桨，吸气，准备开始。

2 呼气，将身体转向右边，双臂也转向身体右侧，看向右肩。吸气，然后在呼气的时候转回中心。

3 在左边重复。如果可以在身体两边各完成3轮这个练习，就能很好地锻炼腹部肌群，尤其是腹斜肌。这是一个颇具挑战性的练习。

4 回到中心，将上背往地面的方向降低到一半高度（更低一些也可以）。在降低过程中保持双腿伸直，身体慢慢向后伸展，这就是半船式。

5 保持一次完整的呼吸，然后吸气，启用你的核心肌群将后背拉回来，缓慢且有控制地做动作，保持双臂双腿延伸。

练习小贴士

当你练习运转中的船式时，双脚既可以屈曲也可以绷起。重要的是要保持双腿激活并收紧，能量一直延伸到脚趾。

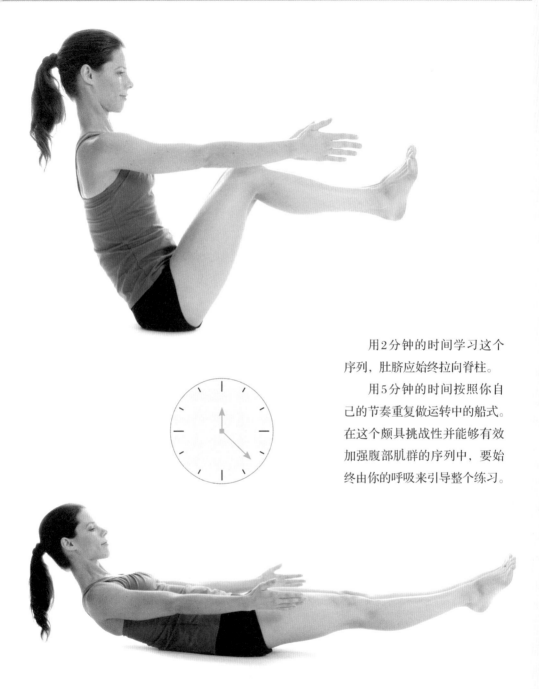

用2分钟的时间学习这个序列，肚脐应始终拉向脊柱。

用5分钟的时间按照你自己的节奏重复做运转中的船式。在这个颇具挑战性并能够有效加强腹部肌群的序列中，要始终由你的呼吸来引导整个练习。

瑜伽自行车式

瑜伽自行车式看起来很像健身房里的单车课程，不同之处在于瑜伽自行车式里要运用有意识的呼吸：带着意识做动作，而不只是草草地完成练习。由于这个核心练习要让后背躺在地板上，所以那些后背敏感的瑜伽练习者也可以安全地练习。记住这一点：每一次做核心练习都在促进你的背部与脊柱的整体健康，并能够让所有的瑜伽体式做得更完整。

1 仰面躺下，将手放在脑后，肘关节朝外，就好像要准备做仰卧起坐。屈曲双腿成90°，膝盖对齐髋部，屈脚踝或绷脚尖，并在接下来的练习中一直保持这样的脚部姿态。

2 吸气，将肩膀和上胸部拉向膝盖，双手轻轻用力略微支持引导这个动作。双手的施力模式应源于核心。

3 呼气，将左肘拉向左膝，伸直左腿，尽量不要挤压颈部。

4 在吸气的时候回到中心，双腿再次屈曲成90°。

5 带着有意识的呼吸继续练习，吸气，呼气，将右肘靠向左膝。换边继续做，一次呼吸一个动作。

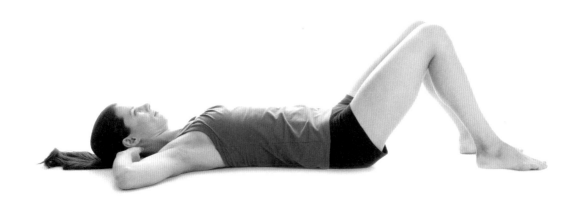

用2分钟时间来熟悉瑜伽自行车式的每个步骤，在步骤2至少停留两次呼吸，准备的时候要将下背部压向地面。

开始练习：做10次双腿交替的动作，然后回到中心，有需要的话，休息一到两次呼吸，接着再次重复。持续练习6分钟之后，你的腹斜肌将得到塑造，肌力增加。

脚尖猫式

在瑜伽练习中（生活中也是一样），有时候做一些小的调整可以带来巨大的改变。我们将在传统猫式的基础上屈曲脚趾踮起脚尖来练习脚尖猫式，将膝盖从垫子上抬起两三厘米的距离，运用呼吸来激活核心。这个脚尖猫式能够由内而外地加强核心力量。

1 采用四柱支撑式跪姿，手腕对齐肩膀，膝盖对齐髋部，后背和颈部保持中立，向下凝视，收紧腹部肌群，呼气准备。

2 呼气，弓背并向下卷尾骨，将肚脐向着脊柱的方向提拉，可以允许头部稍稍落下一些，这就是猫式。

3 向下屈曲脚趾，将膝盖从垫子上轻轻抬起来，强烈收紧核心，在膝盖抬离垫子的状态下保持猫式的身体形态。即使你的膝盖仅仅从垫子上抬起了3~8厘米，你的核心也必须更大程度地收紧来支持这个抬起膝盖的动作。

4 做3~5次呼吸来给身体中心制造热量。挑战自己，尽可能保持身体完全静止不动。

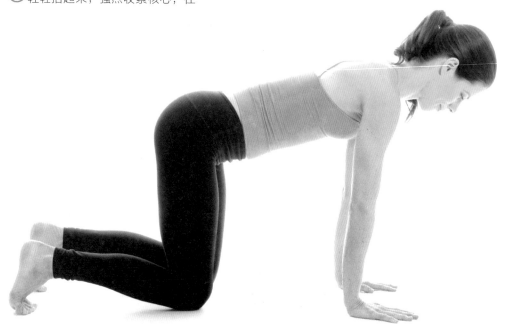

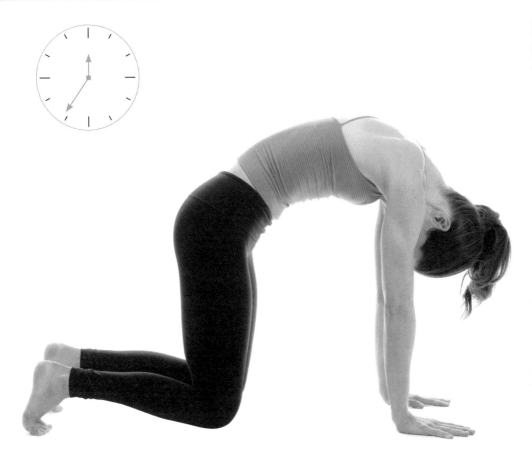

练习小贴士

当膝盖从垫上抬起来之后，核心必须更强烈地收紧来维持这个姿势，仅仅将膝盖抬起来3~8厘米就使得这个体式成为一个可有效加强腹部力量的练习。

用2分钟时间在准备姿势与弓背姿势中都找到核心气锁。在腹部深层呼吸。

用3分钟时间重复这个体式，每次保持3~5次呼吸。保持核心强烈收紧，通过每次呼吸让腹部深层肌群变得更加强壮、稳定。

膝到鼻式

相对于一个静态体式而言，膝到鼻式更像是一个动作、一个流动的序列，它是一个专注于核心并燃烧核心的动作。通过将膝盖拉向鼻子，再靠近每一边的手肘，你可以专注于激活并运用腹部肌群的过程，运用呼气与吸气来帮助身体移动并加深练习。

1 从下犬式开始（见第50页），将右腿在身后抬起与身体成一直线。

2 呼气，开始将右膝拉向胸部，在移动右腿的时候收紧腹部，保持中段强壮、稳定；将肚脐拉向脊柱，慢慢且有控制地做动作，身体的其他部分要保持倒V形，试着用膝盖去触碰鼻子。

3 吸气，呼气，伸展腿部。在呼气时将膝盖拉向右边手肘，直至膝肘互相触碰。

4 吸气，向后伸展右腿，然后呼气，将膝盖拉向左边手肘。

5 吸气，再次将右腿在身后抬起伸直，然后呼气，将腿落下回到下犬式并保持一次呼吸，然后在另一边重复。

在2分钟的时间里熟悉这个体式的每个步骤，保持核心收紧。吸气时抬起腿，呼气时将它向内拉向鼻子或旁边的手肘。紧缩腹部，就好像让它像勺子一样向内凹陷。

挑战自己连贯流畅且有控制地完成所有步骤。用3分钟的时间做完同一边的动作，然后再用3分钟时间做另一边。两边都完成后释放体式进入下犬式，在下犬式上做一次深呼吸。

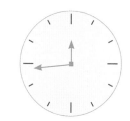

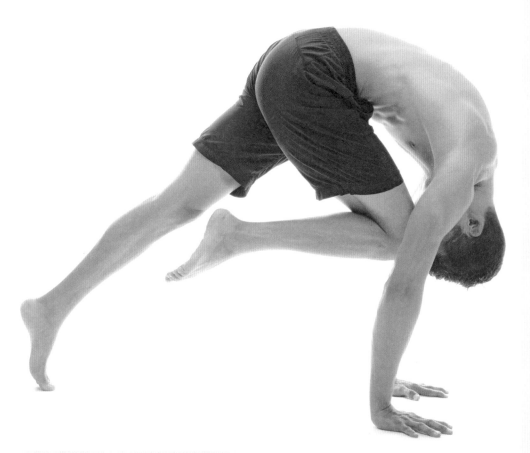

练习小贴士

　　在练习中始终凝视某一点有助于更好地完成体式。

摇摆式

这个颇具挑战性的摇摆式主要运用上半身的力量把冥想莲花式（参见第118页的完全莲花式）推离地面。这个体式在加强上半身力量的同时，也需要很大的核心力量来把身体抬起来。如果觉得做完全莲花式不太舒服，也可以在推起身体的时候采用"通常"的双腿交叉的姿势，直到可以更多地运用手臂与核心力量努力把身体抬起来，而不是仅仅依靠双脚来支撑身体。就像大多数瑜伽体式一样，做的时候要打开内心，舒展胸部区域，并且要防止肩膀突然向前方垮塌。

1 双腿呈完全莲花式或简单地交叉两腿，坐直坐高，做几个呼吸，准备开始。

2 双手牢牢压在髋部两侧的地面上，吸气，凝视前方。

3 当你开始要向上推起来的时候，收紧腹部肌群并将双手压向地面，在抬起身体的过程中始终将下腹部和中腹部向内拉。

4 专注地凝视身体前方的某一点，这个被凝视的位置叫作凝视点，保持掌心与地面之间的弓形空间，并用双手下压地面。

5 想象一下，是启动了的核心肌群的作用将身体抬起，并保持它的平衡与强壮，尽可能长时间地保持这个体式之后，释放下背部，缓慢且有控制地将它落于地面，始终保持凝视前方。

用1分钟的时间探索这个体式，接着把身体推起来开始摇摆，用3次完整呼吸的时间来摆动，然后可以在3分钟的时间里再重复做几次。如果需要的话，一开始可以将脚趾留在地板上，运用你的核心力量与呼吸将这个在空中停留的体式做得既轻松有趣又平稳有力。

在12分钟的时间里，将这一节课中的所有动作都做一遍，保持核心收紧，感受这些姿势是如何以各种不同的方式来挑战核心肌群的。做体式时要注意平衡你的长处与短处。当保持最后一个摇摆式时，感受这个瑜伽核心训练是否已经影响到你的能量层面、能量中心肌群以及情绪状态。

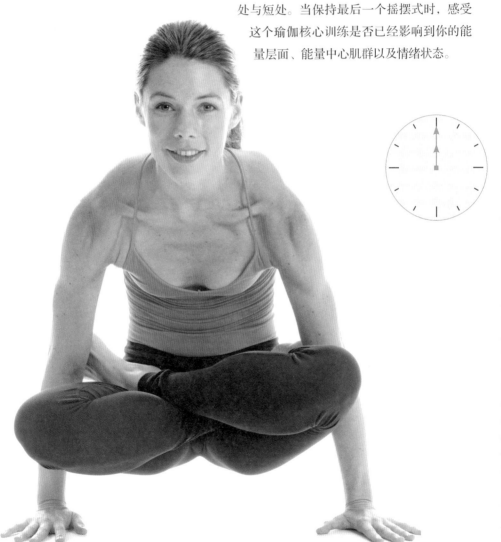

点 燃

许多瑜伽体式都有一个神奇的作用，这些体式可以让人爆发出强有力的能量。简而言之，在做那些打开身体前侧的体式（想一下后弯的体式，如骆驼式）或者可以将身体倒置的体式（如心跳加速肩倒立式）时你会感觉到能量由内而外激活了整个身体。即使你觉得自己能量充沛，这个章节的体式也可以令你一直保持高能量水平。

从火的呼吸与7个基本体式开始，完成这1小时课程之后，你就能熟练掌握这些体式了。在练习过程中，始终让你的呼吸来引导，在变得越来越有能量的同时也要保持自然地呼吸。

这个章节中的大多数体式通常会是一节循序渐进的瑜伽课强度高峰的组成部分，但也适合在一天中的某个时段当你需要给身体注入活力的时候单独练习。

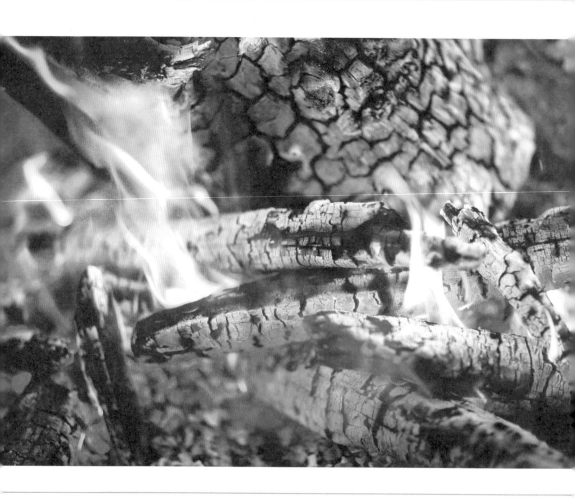

火的呼吸

火的呼吸是一种加强能量、洁净身体的呼吸方式，能够由内而外点燃身体，它的梵文名称翻译过来是"风箱式呼吸"。练习这个呼吸技术，就像是用风箱生火。

它的益处包括通过快速向血液中泵送氧气来唤醒身体和心智、释放毒素、消除焦虑，以及提升萎靡不振的状态。这个呼吸练习显示出呼吸本身巨大的力量与潜力（在任何情况下感到头晕时都要停下来，如果是经期或有高血压症状，最好不要做这个练习）。

1 舒适地坐好，轻轻闭上嘴，准备好接下来用鼻子呼吸。如果刚开始做这个呼吸练习，可以把一只手放在腹部上面来感受这个呼吸技术是如何作用于身体核心的。

2 自然完整地做一次吸气与呼气。

3 用短促的"擤鼻涕"的呼吸方式来快速地吸气与呼气。通常你的腹部会在吸气的时候向外膨出，与之相反，它应该在呼气的时候向内移动。当快速地吸气与呼气时，每一次吸与呼应保持相同的长度，并感受到腹部的移动。

4 在几分钟的时间内持续做这个"泵送式"呼吸，在结束的时候，做3次深长的呼吸，更加专注于每一次的呼气过程，延长呼气的时间。

5 结束之后，稍坐片刻，回到自然呼吸。观察发生在心智与能量层面的所有变化。

练习了整个序列之后，在步骤4继续泵送呼吸4分钟。然后，做步骤5，要将每一次呼气拉长到1分钟。在4分钟的时间内练习步骤4和步骤5，然后回到自然呼吸，观察在能量层面发生的所有变化。

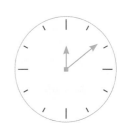

幻椅式

也许这个像是坐在一把假想的椅子上的体式一开始看起来会有些奇怪，但是通过加强能量中心肌群，幻椅式能够有效地激活提升力量。由于这个体式收紧腿部的大肌群，易于快速在体内制造热量，伴随着这些热量呼吸的时候也许会产生一些身体颤抖的情况，这是因为肌肉正在适应这个体式。当降低身体进入假想的椅子时，需要保持身体顺位，后背不能弓起来或者向前卷曲，肩膀不能耸起来，而要向下沉远离双耳。

1 站高站直，双脚开立，与肩同宽。轻轻移动重心使其落于脚跟。

2 吸气，向上举起手臂，双臂要保持收紧并激活，能量通过手臂延伸到指尖，掌心相对，张开十指。

3 停留片刻来收紧、启动核心，在有意识地将腹部肌群向内拉的同时将肚脐压向脊柱。

4 卷尾骨，屈膝，开始缓慢、顺畅地降低身体，就好像正坐入一把假想的椅子中。同时向上伸展双臂，凝视前方。

5 保持该姿势，做几次完整深入的呼吸，在每次吸气的时候将手臂向上伸展。

练习小贴士

这个体式有益于大腿、臀部、腹部以及下背部肌群。专注于保持核心稳定、强壮，以获得最好的锻炼效果。

要专注于向后坐入一把假想的椅子的过程，而不只是向下移动。保持膝盖与脚踝顺位来保护膝盖。卷尾骨向下，而不是向后突出臀部，来保护下背。

用4分钟的时间来探索幻椅式，力争每次可以在幻椅式上保持30秒，在每次呼气的时候更深入地坐入这个体式。

当从这个体式释放出来的时候，吸气并缓慢地伸直双腿。然后，逐渐将双臂落下回到身体两侧。

再次练习幻椅式，但这次要在保持体式的同时做火的呼吸，让这个火的呼吸加快激活身体和心智，令你感受到它们牢固地扎根在幻椅式中。花3分钟的时间从这个体式释放出来，有必要的话再次重复。

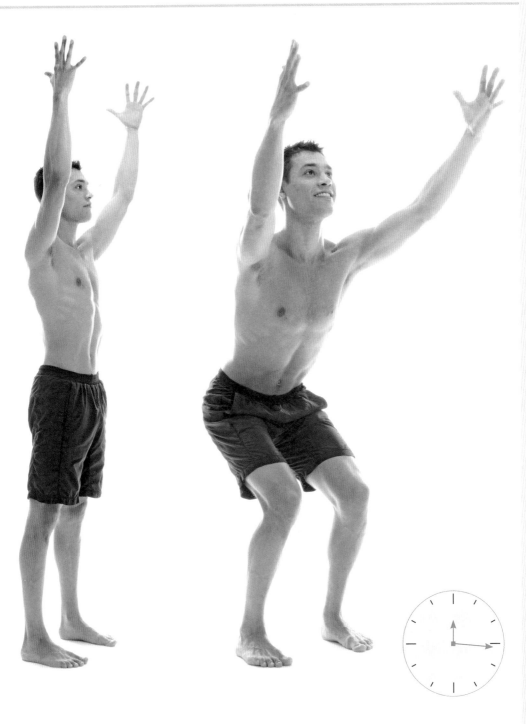

骆驼式

骆驼式是一个能够提升精力、打开心灵的体式。有时，这个强烈的体式可以让瑜伽士晕眩（这很常见），所以最好尽量运用呼吸来缓解不舒服的感觉。当然，如果不舒服的感觉过于强烈，随时可以起来坐到脚跟上，在英雄式（见第121页）上做几次呼吸。如果你需要在膝盖下面垫东西，则可以把垫子折起来支持膝盖；如果想要更深入地伸展，则可以把脚背落在垫子上。

1 跪下来，双膝与髋同宽，双手在胸前合掌，向下屈曲脚趾。

2 将双手放到下背部，手指向下，就好像将双手插入假想的牛仔裤口袋中。

3 吸气，将胸部往天花板的方向提起来；呼气，向后抬起头部。上、中、下背部协同动作，向后屈曲脊柱，在任何有需要的时候都可以停下来，在那里保持住姿势。

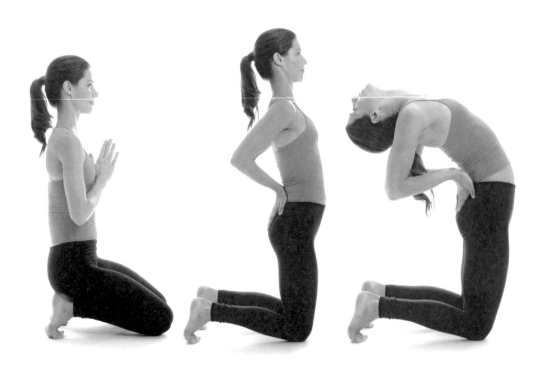

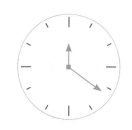

在2分钟的时间里，完成步骤1到步骤3，将双手放在下背部来支持体式。体会通过打开心脏与喉咙而带来的精力提升的感觉。释放体式，向前坐直。

用30秒的时间让自己回到中心，把双手放在心脏位置，感受从大拇指传递过来的心跳（会比平常稍快一些）。

用3分钟的时间练习步骤1~4，保持。然后释放体式并坐好，再一次花30秒的时间让身体回到中心，合掌在心脏位置，感受由大拇指传递而来的心跳。

4 如果想要加深体式，则可以将双手向后伸展够到脚后跟，在推送髋部向前的同时想象心脏上方有一条假想的细线将你向上提起来。在这个姿势下维持5次呼吸。

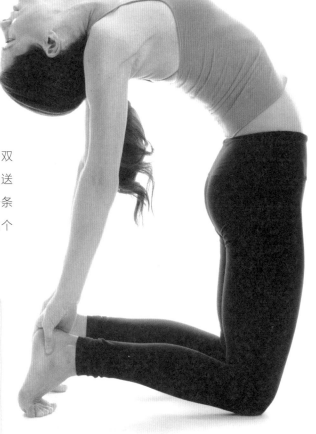

练习小贴士

在骆驼式中，将髋部向前压的时候想着从脊柱的根部开始向上向外提升，而不是完全依靠下背部向后弯。

弓式

弓式，有时也叫作地板式，它能够伸展整个身体前侧，加强后背，并可以刺激腹部的内脏器官。在步骤3中向上提升的时候，凝视点很重要，保持眼睛向上看，然后身体就会自然地跟随视线的方向。保持体式的时候，感受你的心灵正在打开。

1 俯卧，额头放松地落在垫子上。

2 屈曲膝关节，双手向后伸展，直到可以从脚的外侧够到并抓住脚或脚踝。

3 深深地吸一口气，然后呼气，将双脚踢入双手并将脚后跟向上抬起来；往上看，向天花板的方向凝视（小心不要过于绷直颈部）。

4 保持这个姿势，继续平稳地呼吸。尽管现在身体压在胃的上面，也要将腹部肌群向内拉，就好像感觉核心变得更强壮、更收紧。

5 呼气，将双脚从双手中释放出来，回到俯卧位休息。

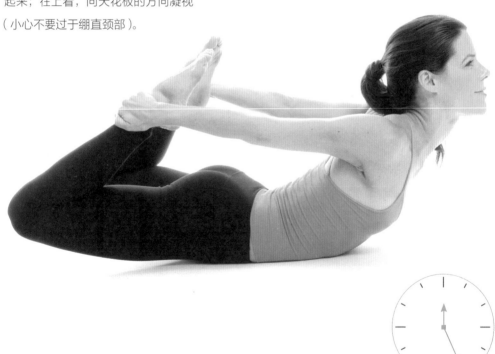

用4分钟的时间来探索这个体式，每次都充分练习并尽量保持长一点儿的时间。结束练习之后，呼气，将双脚从双手中释放出来，回到俯卧位休息。

练习小贴士

弓式给了你一个很好的机会来发现你的凝视点。保持向上凝视，看着房间里的某一个物体，当专注在这个凝视点之后继续如常呼吸，你会发现这样做更容易保持体式，也更容易保持身体里面那种向上提升的感觉。

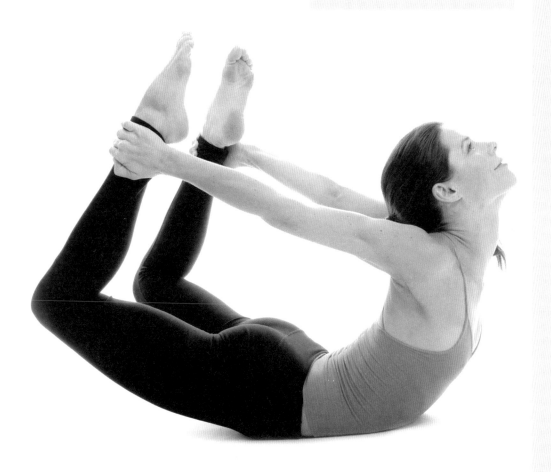

超级英雄式

超级英雄式是另一个能够加强能量、提振精神的体式，它可以收紧全身，挑战腹部肌群与平衡感。它的开始姿势是伸展双腿双臂，这是一个全身致敬式，是一个表示恭敬的伏地伸展姿势。接下来在练习整个体式时，在每一次吸气中将身体尽量抬得更高一些，直到感觉自己是一个强大的在城市上空飞越的超级英雄。

1 俯卧，双腿向后伸直，略微绷起后脚尖，使得脚背朝向地板。双臂向前伸展，整个身体成一条直线，向前凝视。

2 前额落于垫上休息，深深呼一口气，就好像把所有的体内气息都呼出体外。

3 吸气，开始抬高双腿双臂，有控制地慢慢抬起来。这个抬起的动作应平稳顺滑，在练习过程中要避免出现猛拉的动作。

4 找到平衡，保持向前凝视，每一次吸气时都向上抬得更高一些，在不打破身体顺位的前提下尽量抬高。

5 在呼气的时候，缓缓放下手臂和双腿，就像你抬起它们那样将它们有控制地放下，始终保持收紧腹部。

练习小贴士

在将手臂和双腿向上抬起的时候，试着让腹部肌群来带动整个动作。保持核心强壮、激活、收紧。

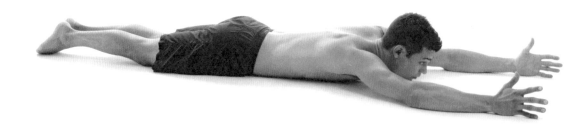

变体

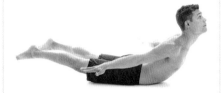

增加难度

双臂在髋部的两侧向后伸展，掌心朝下，在体式中始终保持双臂伸展。这个体式叫作完全蝗虫式。

练习小贴士

避免倾斜髋部，让它始终方正地稳定在垫子上。

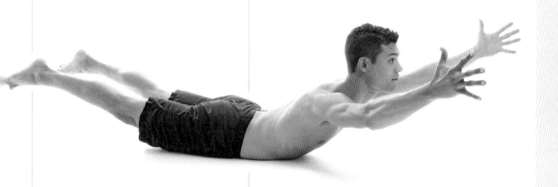

用30秒的时间做步骤1，将身体俯卧在垫上呈全身致敬式，花3分钟的时间来探索这个体式。结束的时候，身体落下，脸转向侧面，让一侧的耳朵着地。再花30秒的时间来聆听由地板传来的心跳声。

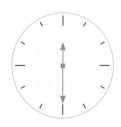

桥式

桥式可以打开胸腔和心脏区域，强壮腿部和臀部，释放积压在下背部的压力。做这个体式的时候要确保头部和颈部伸直，保护它们避开任何被拉扯的压力。可以通过往两边转头来调整颈部压力，保持体式时应向上凝视。任何时候都可以只抬起一半高度而不是直接做到完全体式。桥式也叫作半轮式，这个体式的美妙之处在于你可以自己决定身体所需抬起的高度。

1 躺下来并屈曲膝关节，双脚与髋同宽，脚心落于垫上。在身体两侧伸展双臂，双脚与髋同宽，牢牢扎根在垫上。

2 呼气，清空身体。在吸气的时候，把髋部抬高，肩膀不能离开地面，把髋部推向天花板的方向。

3 十指交扣放在背部下方的垫子上。这个手势有助于用力推向垫子，并且可以将躯干抬得更高。把肩膀移动到身体下方，保持手臂伸直，将手臂与肩膀向下压，把躯干抬得更高一点儿。

4 保持3~5次呼吸，在吸气和呼气的时候，专注于保持躯干稳定，将腹部向内拉，髋部向上提起来，从膝盖到肩膀应尽可能成一直线。

练习小贴士

在准备姿势中，双臂向下伸展，看看你是否可以用指尖扫到脚踝后侧。如果可以的话，就说明身体的排列是正确的。

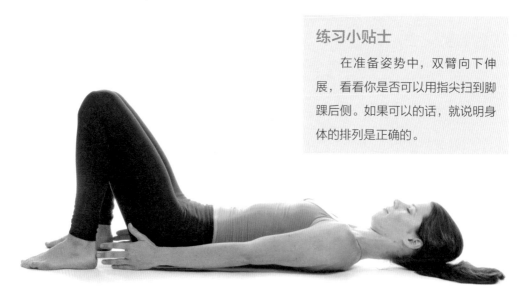

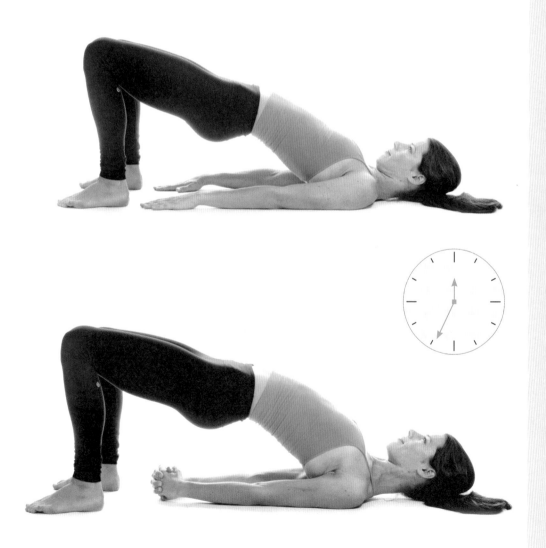

让自己在4分钟的时间内按步骤探索这个体式，专注在身体前侧充满能量"向上提升"的感受上（轻柔一些的版本可以放一块瑜伽砖在下背部下面）。出体式的时候，先把双手从身体下方移开，然后让脊椎逐节向下卷，落到垫子上。

完全轮式

　　完全轮式是一个美妙的体式，当尝试过桥式并感觉不错之后就可以接着练习这个体式。由于这个体式能够令能量活跃，所以很多瑜伽士拒绝在上床睡觉前做这个体式，它有可能会给你太多能量，让你一直保持着精力旺盛的状态！在早晨或下午需要重振精神的时候练习这个体式是非常合适的。其实，这个体式能够向上打开整个身体前侧，是一个很好的让头部低于心脏获得更多来自心脏的血液和氧气的姿势。这个体式可以清除情绪上的阴霾，改善轻度抑郁症状。

1 屈膝躺下，脚底落于垫子上。

2 伸展双臂，用指尖去检查脚的排列，双脚应在离臀部稍远的地方，但指尖仍可以触摸到它们。

3 双手放在耳朵旁边肩膀下面，指尖指向脚后跟，深吸气，准备开始。

4 呼气，双手双脚向下推，将整个躯干往天花板的方向抬高，身体呈倒U形。

5 保持3~5次呼吸，在每次呼吸中将躯干抬得更高一点儿。

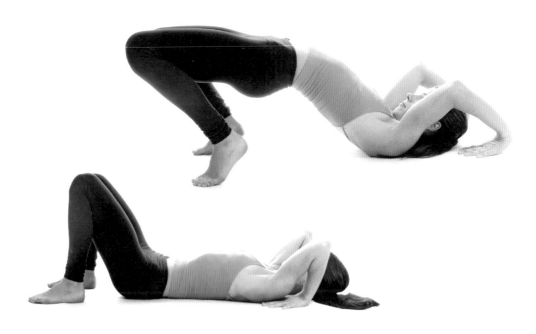

用7分钟的时间连续做3个完全轮式可以大幅提升能量。从每一个完全轮式中释放出来的时候，要将下巴收向胸口，慢慢将身体向下卷。完成3次之后躺下来，屈膝，将双腿抱向胸前。同样，在这个时候体会一下心跳。

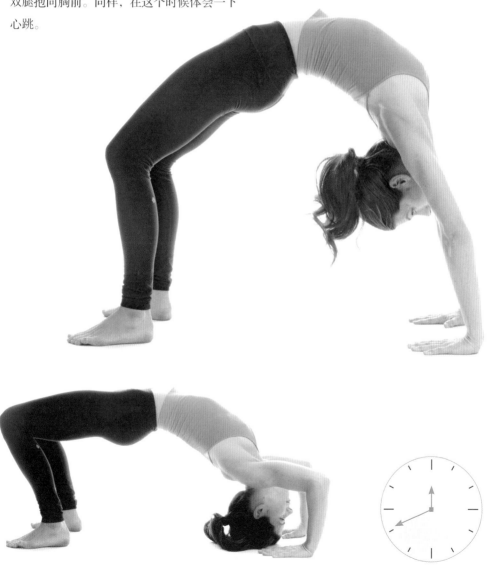

肩倒立

肩倒立是一个既安全又有效的倒立体式，它可以带给你所有瑜伽倒立的益处。有一个新的观点是，肩倒立可以唤醒你的一天，它可以刺激甲状腺，平静心智，减轻疲劳，还可以很好地激活你的双腿与臀部。

1 躺下来，将手臂放在身体两侧，收紧核心，激活胃部肌群，然后吸气，准备开始。

2 呼气，往天花板方向抬高双腿，同时屈曲手肘，双手移动到下背部的位置，手指指向脚尖。

3 在这里保持8~10次呼吸，在每次呼吸中将体式做得更好一些。双脚应在髋部的正下方，伸直双腿，向上看你的双脚。

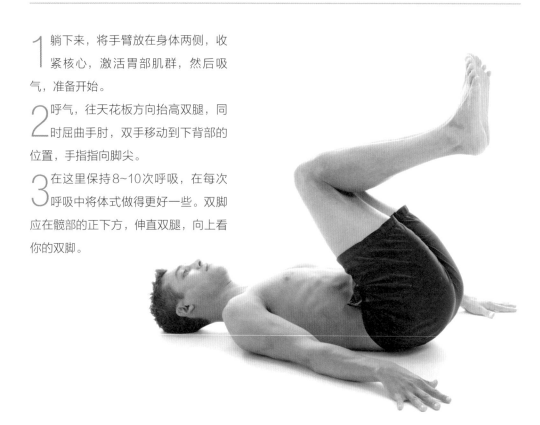

用8分钟的时间按步骤探索肩倒立式。当保持体式时，专注于体会能量在全身流动的感觉。进出这个倒立体式时，可以随意地在犁式的位置停留。

释放，躺下1分钟，自然呼吸。将双手放在心脏位置，沉浸下来感受刚刚做过的这个充满能量的体式带给身体的变化。

用10分钟时间完成这个序列从幻椅式到肩倒立的7个体式。在出体式之前，至少在肩倒立的姿势中保持3次完整的呼吸。

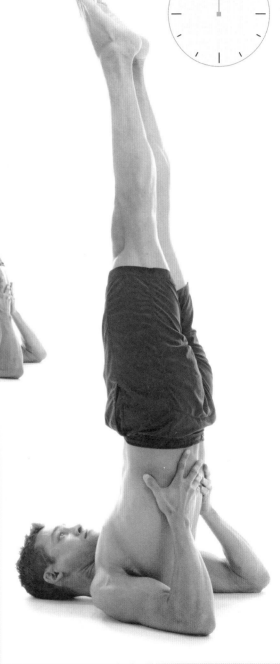

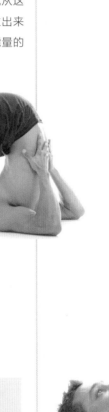

变体

降低难度

可以用犁式来代替将双腿举向天花板的姿势。犁式常被用来作为肩倒立的预备式，它可以非常有效地加强双腿与后背。用双手支持下背部，双脚扎根在头部前方。当保持这个体式时，用脚趾去帮助身体找到平衡。如果你做肩倒立有困难或者害怕摔过去，可以试试从这个姿势开始练习。也可以从肩倒立出来再落到犁式上，以加强这个充满能量的体式的练习效果。

练习小贴士

确保做这个体式时颈部和面部没有额外的压力，保持喉咙柔软，舌头放松。

拧转塑形

很多人提起瑜伽就会想到将身体扭曲成麻花的样子，而手臂就像是古树的根。接下来的课程将会教给你各种拧转身体的方法，拧转会收紧头部的左右两侧，能够同时激活身体和心智。当你在像拧干毛巾那样拧转你的身体时，也可以起到给器官排毒的作用。

这个章节中介绍的一些拧转体式包含了挑战平衡的部分，另一些体式则容易一些并具有修复身体的作用。这里有为每个人、每个能量层面和每个特别情况准备的拧转体式。运用呼吸引导身体进入更深入的拧转，每次呼气可以将你释放进入更深的位置，运用体内觉知来决定今天拧转的深度。

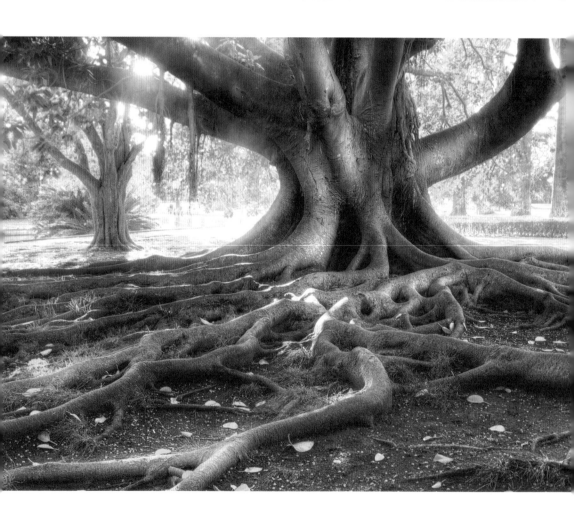

鹰式

鹰式是一个典型的结合了拧转与平衡的体式。在这个体式中，你将肌肉挤压向身体中心，向内收紧。总之，开始拧转的时候腿的位置越高就越有能力去拧转。如果你的手臂或腿还不能做到双重缠绕，那么也不用担心，经过练习会变得灵活起来。

1 山式站立，吸气，将双臂高举过头。

2 呼气，屈曲手肘，将右手肘扭转到左手肘下面。试试看手腕和手肘能否做到双重缠绕，双手互相触碰在一起。

3 双腿互相挤压，就好像坐在一把假想的椅子上，确保膝盖和脚踝顺位，将重心转移到左脚上，抬高右腿，把右侧膝关节放在左侧膝关节上面。在这里你也可以试着做一下双重缠绕，把右侧膝关节放在左侧脚踝的后面。

4 在这个姿势上停留5次呼吸。也可以更深地坐入鹰式的腿中。

5 呼气，释放体式，在这个强烈拧转之后伸展一下全身。在另一边重复。

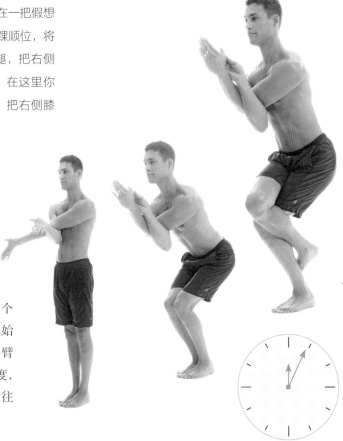

用4分钟时间进入这个体式，两边都做。在你开始坐下去的时候试着抬高手臂到上臂平行于地面的程度，在保持体式的时候将手肘往膝盖的方向降低。

拧转半月式

这又是一个让你锻炼平衡能力的体式。通过拧转的方式，进入这个体式并保持的时候，从肚脐下方将躯干向上拧转。凝视一点是重要的，向下看会觉得容易，向上看你抬高的手臂会挑战你的平衡感。

1 从站立劈叉式（见第60页）开始，用右腿站在垫子上，左腿抬起向后伸展，双手与肩同宽，指尖触地。

2 把右手放在右髋这一边，开始将胸部往右边拧转并打开，激活左脚，将右手伸向天花板，你是在一个伸展的半月式中做拧转。

3 保持5次呼吸，然后释放并出体式。在另一边重复。

用4分钟时间探索这个体式。按照所有的步骤，两边都做一下。在体式中要保持呼吸。通过练习，保持体式的能力会有很大的提高。

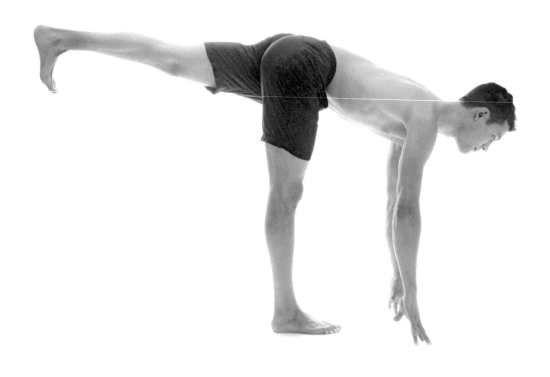

变体

降低难度

如果手臂碰到地板有困难的话，则可以在地板上放一块瑜伽砖，让手指落在砖上。

练习小贴士

在做体式尤其是扭转的时候，保持骨盆平行于地面，如果髋部在扭转中转向一侧的话，将大腿外侧压向左边来调整这个不平衡的情况（反之亦然）。

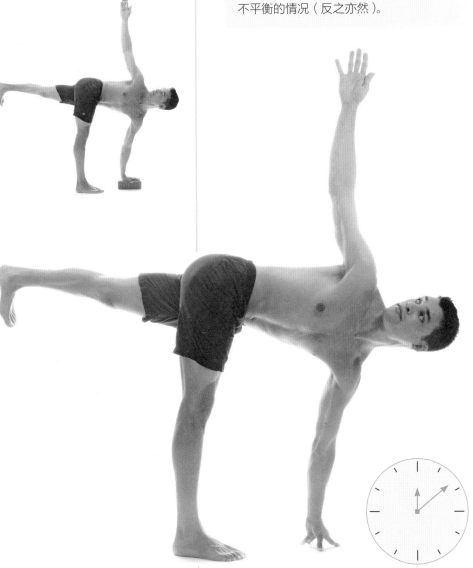

雷电拧转式

雷电拧转式能够让你同时感受到修复身体与激活能量这两方面的作用。在练习中可以将手掌压向膝盖来促进心轮向上转动。要从肚脐下方将胸部往上转动，凝视天花板。

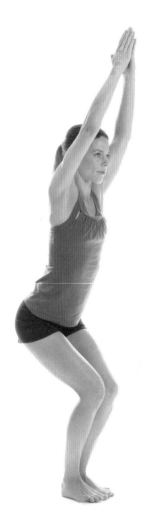

1 山式站立，双脚并拢，两脚的脚跟和脚趾互相触碰。

2 吸气，将手臂高举过头，眼睛看向大拇指。呼气，向后坐，就好像坐在一把假想的小椅子上，合掌在心轮，这就是雷电式。

3 吸气，向上看，创造长度；呼气，转向右边，将左手肘勾在右侧膝盖外侧。

4 保持3~5次呼吸之后出体式，在另一边重复。

用2分钟的时间按步骤了解这个体式。接下来再做一个3分钟的流动序列：吸气，进入雷电式；呼气，拧转到左边；吸气，保持；呼气，转回到中心；吸气；呼气，再次转到右边；吸气，保持；呼气，回到中心。重复，用充分的时间来做这个体式，不要仓促完成。

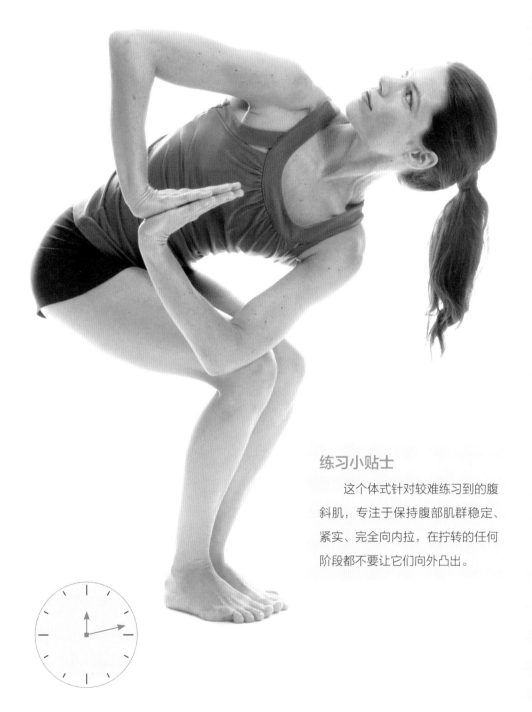

练习小贴士

　　这个体式针对较难练习到的腹斜肌，专注于保持腹部肌群稳定、紧实、完全向内拉，在拧转的任何阶段都不要让它们向外凸出。

站立拧转式

站立拧转式被认为是可以给腹部器官排毒的体式。当由内向外拧转的时候，也在伸展背部，以及释放积存在胸部区域的紧张感。

1 做一个高弓步，屈曲后面脚的脚趾，屈曲前面腿的膝关节成90°。

2 呼气时，双手往下放到身体前方，双手合掌在心轮呈祈祷姿势。

3 吸气，向上凝视，打开胸部；呼气拧转，左手肘落于右膝外侧。拧转的时候保持合掌姿势，视线从右肩上方向上凝视。

4 挑战一下自己，在这个体式上保持8~10次呼吸。吸气，拉长脊柱；呼气，扭转到更深的位置；释放，换另一侧的腿重复。

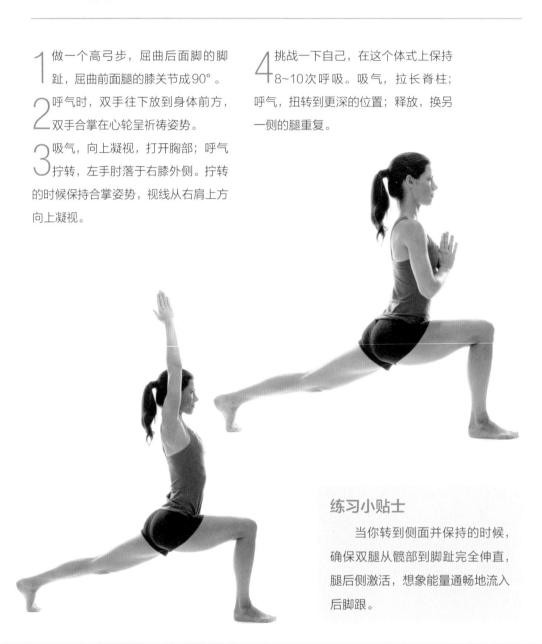

练习小贴士

当你转到侧面并保持的时候，确保双腿从髋部到脚趾完全伸直，腿后侧激活，想象能量通畅地流入后脚跟。

变体

增加难度

如果在扭转中能够轻松地呼吸，就可以再接着练习难度大一点的进阶体式。可以将双臂像翅膀一样打开，做成飞翔中的翅膀的样子，卷动肩膀向后并打开。

降低难度

如果这个体式的基本做法对你来说有点难，则可以将上面的手臂放到背后，下面的手臂从大腿外侧向后环绕大腿，双手互相握住。

用6分钟的时间在两边都做一下这个体式，把增加难度的变体和降低难度的变体都试一下，体会一下哪个姿势让你觉得舒服，哪一个又让你觉得既有挑战又有成就感。

在4分钟的时间内平衡流畅地做下面这个扭转练习：先做雷电式，然后扭转到右边，停留几次呼吸后，将左脚后撤一步到站立扭转的站姿。在这里停留几次呼吸，然后向前一步，再次进入雷电扭转式。在另一边重复。

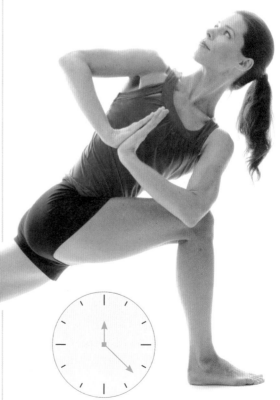

坐姿拧转式

坐姿拧转式能够让你专注于拧转动作本身，不用兼顾平衡的问题。在拧转中保持腹部收紧。

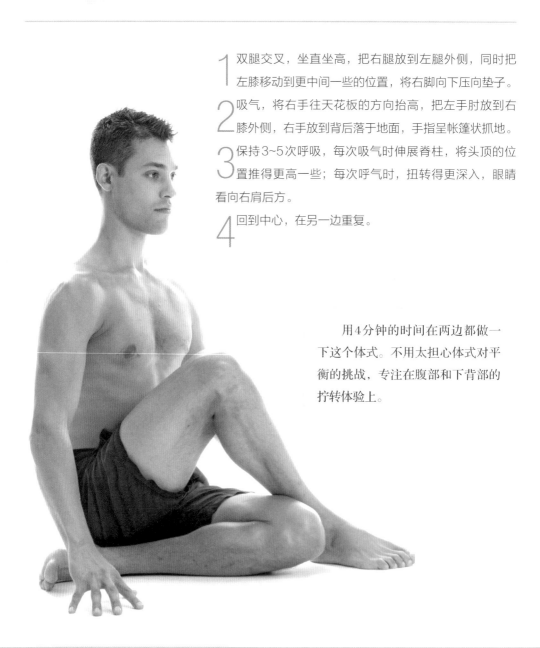

1 双腿交叉，坐直坐高，把右腿放到左腿外侧，同时把左膝移动到更中间一些的位置，将右脚向下压向垫子。

2 吸气，将右手往天花板的方向抬高，把左手肘放到右膝外侧，右手放到背后落于地面，手指呈帐篷状抓地。

3 保持3~5次呼吸，每次吸气时伸展脊柱，将头顶的位置推得更高一些；每次呼气时，扭转得更深入，眼睛看向右肩后方。

4 回到中心，在另一边重复。

用4分钟的时间在两边都做一下这个体式。不用太担心体式对平衡的挑战，专注在腹部和下背部的拧转体验上。

变体

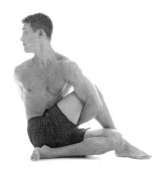

降低难度

如果要降低这个体式的难度，可以做将双手在背后连接起来的版本：把左臂放在右侧大腿下方，接着在身后将右臂拉向左手，双手互相握住并保持。在另一边重复。

练习小贴士

这个体式可加强并塑造你的腹部，就像很多其他的瑜伽扭转体式一样，这个体式可以极大地激活腹斜肌。为了得到这些好处，应始终记得将腹部肌群激活、收紧并向内拉。

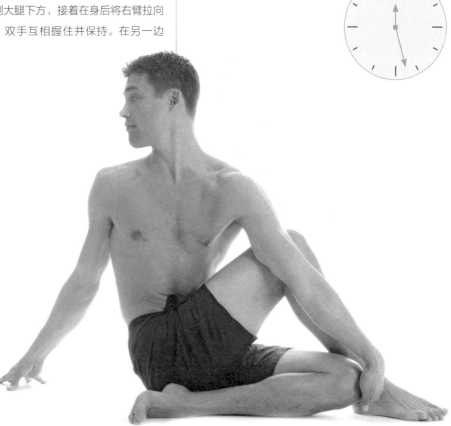

穿针引线式

在拧转体式系列中，向地面拧转的体式很值得推崇。有意思的是，向地面拧转的体式是为了在反向打开身体的时候获得修复脊柱的作用。穿针引线式可以放松身体，同时也是一个很好的开肩体式。练习这个体式的时候，通过保持腹部收紧向内拉来获得瘦腰的效果。

1 从四柱支撑式开始，吸气，左臂伸向天花板；呼气，像把线穿入针鼻一样将左手向下穿过右臂下方，把右耳放在垫子上休息，将上半身一边落低一边拧转。髋部和腿部姿势保持不变，重心仍然在膝盖上。

2 在这个姿势上保持3~5次呼吸，将身体重心下沉落于垫子上。

3 回到中心，在另一边重复。

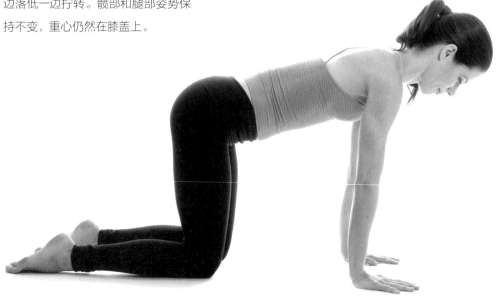

练习小贴士

穿针引线式能够扩大和提高上背部和肩膀的活动范围与柔韧性，这是一个很好的热身练习，为进一步练习更有挑战性的拧转体式做好准备。

用5分钟时间来了解这个体式，
想象自己可以"融化"到最终的姿
势中，拧转上半身的时候要做到既
充满力量又能够被动地转动身体。

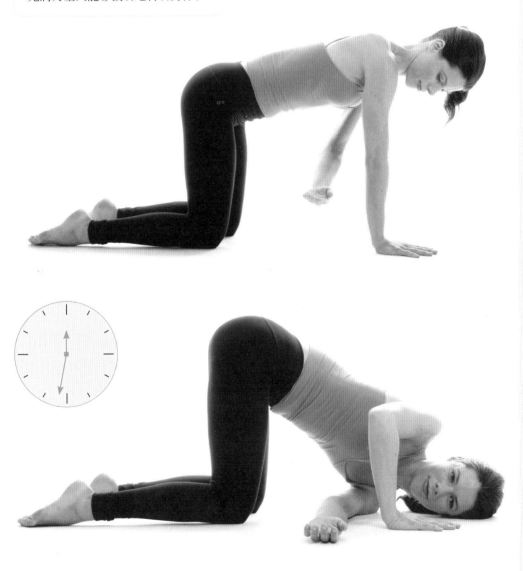

指南针式

指南针式是将几个难度较大的伸展动作融入同一个优美的姿势中，当你保持这个姿势的时候，能够伸展整个身体侧面，尤其是髋部和肩膀。经过一段时间的练习之后，你将在这个体式的进阶式中伸展得更加深入，腿和髋部也将打开得更多。

1 双腿交叉，后背部向上延伸坐好，将左脚放在地上，膝盖朝上。

2 右手牢牢抓住左脚外侧边缘将左腿抬起来，将左手掌压向地面，把上臂放到膝盖窝或腘绳肌下面，肘关节微屈，用上臂做成一个"架子"。

3 呼气，通过将左脚踢入右手来伸展左腿。同时，将胸部往上往侧面拧转，抬高手臂，从右肩下方看向天花板，保持5~8次呼吸，然后释放，在另一边重复。

练习小贴士

当你学习这个体式时，任何时候都可以停下来。指南针式的每个步骤都很棒，值得体会。

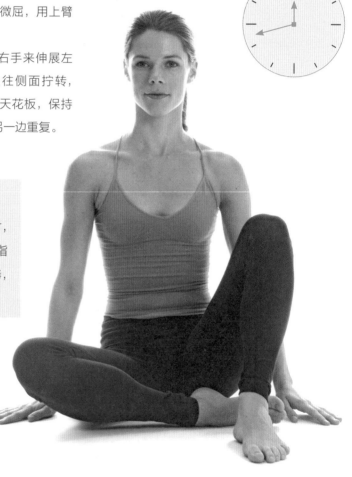

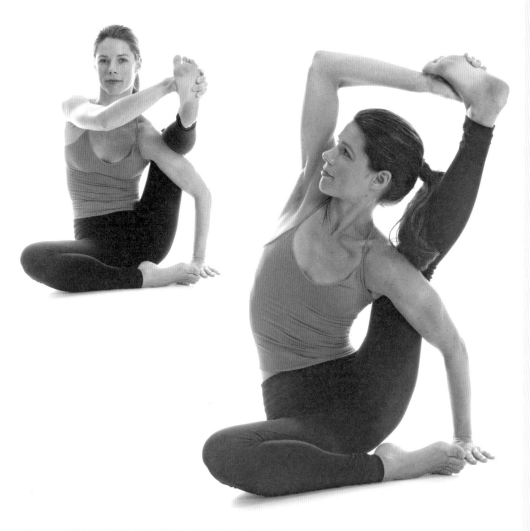

　　用6分钟时间在两边都做一下这个伸展中的拧转体式，体会你的伸展能力在如此短的时间内是怎样得到提升的。

　　先做右边的坐姿拧转体式，然后做右边的穿针引线式，再做右边的指南针式，接着再练习左边的这3个体式，一共用5分钟的时间来分别伸展你的下腹部、上腹部以及身体两侧。

完全莲花式

完全莲花式是一个大家所熟悉的经典瑜伽体式，这个体式有很多步骤与变体。记住一点，无论是从身体形态还是从骨骼结构来看，没有两个完全相同的身体，有些人比其他人更容易做到莲花式的某些部分。完全莲花式让身体自然地进入髋部在膝盖上面的姿势，你也可以交叉双腿，通过把一个枕头或一条毯子放在坐骨下面垫高来找到这个基本姿势。当髋部高于膝盖之后，脊柱就更容易伸直来做坐姿冥想。

1 双臂落于身体两侧，手掌放在地上，坐直坐高，双腿伸向身体前方。

2 屈右膝并往旁边打开，将右侧大腿落到地上，同时开始打开右髋。

3 屈左膝并将它靠近身体，交叉双腿，坐直坐高，双手放在膝盖上，掌心朝上，打开髋部，向上凝视。

4 如果需要的话，用你的手把右脚放到左侧大腿上面，并作出一个脚背落在大腿上、脚底朝向天花板的腿部姿势。这就是半莲花式。

5 把左脚放在右侧大腿上面，保持5~8次呼吸，或者你想冥想一会儿的话，可以保持更长时间，然后释放，有需要的话在另一边重复。

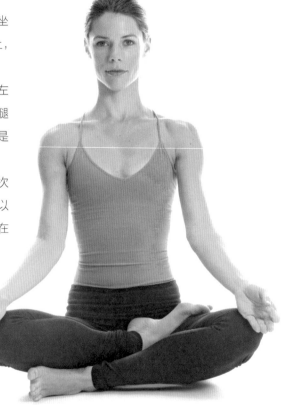

练习小贴士

瑜伽士相信，能够坐下来冥想是长期瑜伽练习的回报，无论坐着的时候是否伴随着有意识的呼吸，或者冥想只持续了3次呼吸的时间，都可以静下心来体会当下这个完全莲花式，作为之前辛苦练习的回报。

给自己2分钟的时间在两边都试一下完全莲花式的每一个步骤。

用15分钟的时间把这一节课里的所有拧转体式都做一遍，两边都做比较好。最后，停留在完全莲花式中，采用冥想时的呼吸方式，体会之前做的拧转体式让身体产生的共鸣。

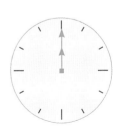

月光下行风

瑜伽就像是一项完美的睡帽，它有助眠的作用。在长长的一天的结尾，很多瑜伽体式都可以帮助我们将焦虑紧张的身心平静下来。这节课中的体式能够帮助我们平静心智和神经系统，让呼吸更深入，驱走压力，准备好完全放松地入睡。

当你练习下面的体式时，要始终伴随着深长的呼吸来帮助身体放松，让自己停留在体式中。在运行下行风的时候，你的瑜伽练习会避开周围的干扰，专注在自我本体上面。吸气和呼气时，应专注于吸收每个体式的益处。

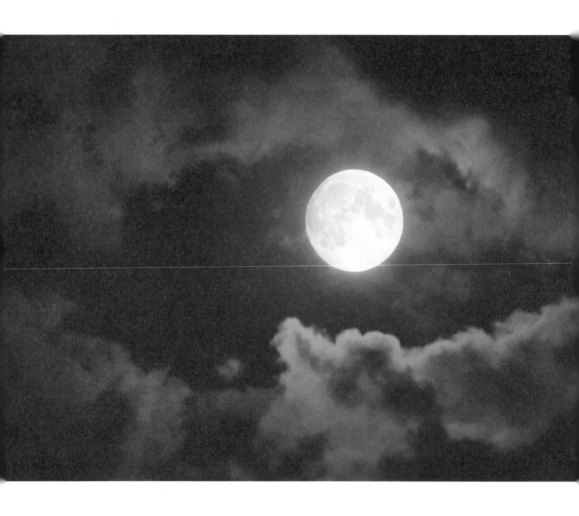

英雄式

英雄式会给你带来稳定感。保持这个体式并专注在呼吸上时，可以感受到身体和心智充满了打开与稳定的感觉。如果这个体式对膝盖的压力过大，可以将一块毯子叠起来垫在膝盖下面。在做了打开髋部的体式之后，英雄式与完全莲花式一样是一个非常好的平衡开髋体式的反向体式。

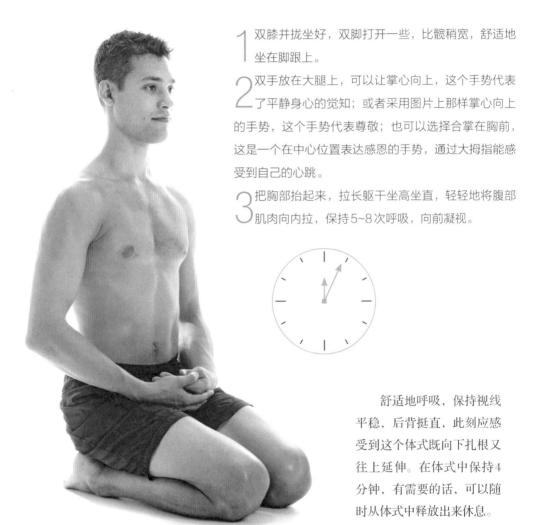

1 双膝并拢坐好，双脚打开一些，比髋稍宽，舒适地坐在脚跟上。

2 双手放在大腿上，可以让掌心向上，这个手势代表了平静身心的觉知；或者采用图片上那样掌心向上的手势，这个手势代表尊敬；也可以选择合掌在胸前，这是一个在中心位置表达感恩的手势，通过大拇指能感受到自己的心跳。

3 把胸部抬起来，拉长躯干坐高坐直，轻轻地将腹部肌肉向内拉，保持5~8次呼吸，向前凝视。

舒适地呼吸，保持视线平稳，后背挺直，此刻应感受到这个体式既向下扎根又往上延伸。在体式中保持4分钟，有需要的话，可以随时从体式中释放出来休息。

坐姿前屈折叠式

练习坐姿前屈折叠式的时候，会释放出魔力。这个体式能够加强腘绳肌、后背以及肩膀。除了这些增进身体健康的益处，它还能很好地调节情绪，平静心智，减轻压力。

1 坐直坐高，双腿在身体前方伸直，把双腿并拢，就好像让两条腿成为一条腿。屈曲脚踝，脚趾指向身体后方。

2 将臀部和双腿左右滚动一下，使身体正好坐在坐骨上方，注意要保持关节顺位。

3 吸气，向上坐高，抬高手臂，伸展双臂，尽可能将它们高举过头。

4 呼气，在将上半身从髋部开始向前屈曲折叠到腿上面的同时，体会这个动作带来的释放的感觉。同时，双臂在身体前方向下伸向脚趾，双手尽可能紧握双脚；吸气，拉长脊柱。

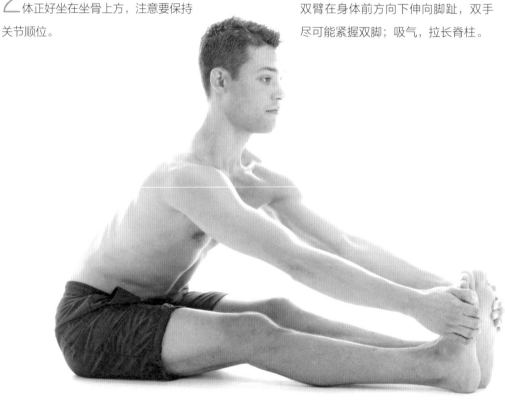

用4分钟时间做一下这个体式，在完全适应这个体式之前，有需要的话可以停下来。享受从强烈伸展中释放的感觉。

5 呼气，更深入地折叠身体，缓慢地将上半身放低，尽量将上半身放在大腿上面，手肘落于地面。

6 向下凝视，放松头和颈部，释放双肩，保持该体式8~10次呼吸，想象将心脏区域往前拉，然后释放。

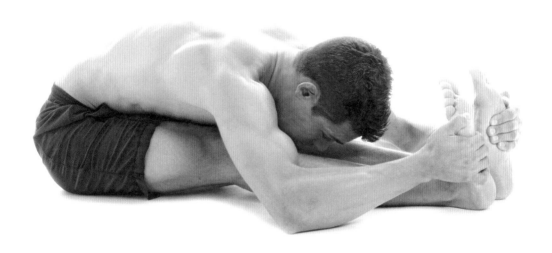

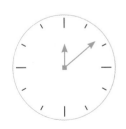

练习小贴士

在将双臂向上抬起来之前，往左右两边滚动一下坐骨，这有助于将身体重心更好地落在坐骨正上方，加强坐姿前屈折叠式的稳定性。

蝴蝶式

在瑜伽练习的结尾做具有冥想修复作用的蝴蝶式可以帮助你放松下来，专注在当下身心的感受上。在伸展中加强呼吸的同时，让双膝往两边打开逐渐靠近地板。除了放松身心的这个益处，蝴蝶式还是一个极好的伸展大腿内侧的体式。

1 坐直坐高，双脚脚心相对互相靠近，脚跟拉向腹股沟。

2 像打开一本书一样轻柔地分开两脚脚底，前后滚动坐骨，找到最稳定的坐姿并向上延伸，将膝盖像蝴蝶一样打开。有需要的话，在这个姿势上停留一会儿。

3 以髋为轴，将上身缓慢地向前折叠，让心来引导动作。先将上身从髋部往前折叠，再向下释放。

4 继续放低上身，屈曲双臂，直至手肘落于腿上。保持5~8次呼吸，然后释放。

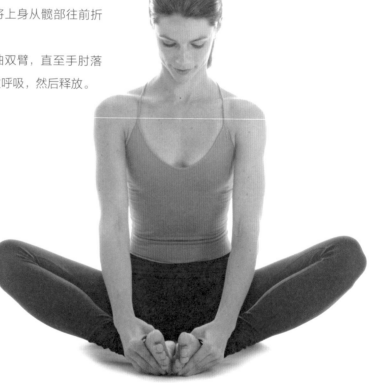

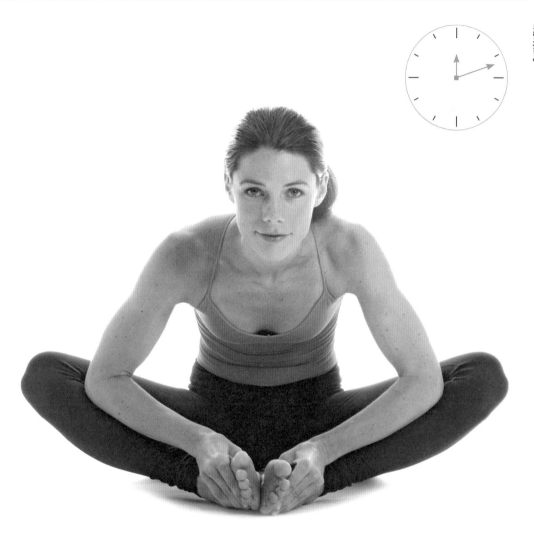

在坐姿前屈折叠式中让身
体放松地进入蝴蝶式的同时也
做到了充分的伸展。将这个体
式保持4分钟，中间可以随时
停下来休息。

快乐婴儿式

快乐婴儿式是一个很有效的伸展髋部的体式。婴儿真的会做这个姿势，并且他们做这个姿势的时候看起来很开心。试试看是否可以带着释放的感觉愉快地做这个体式，在体式中保持呼吸的同时，试着往左右两边滚动身体，通过颤动嘴唇来放松面部肌肉。可以自由地往两边滚动，在享受打开身体姿势的同时也在瑜伽垫上按摩一下后背。

1 仰卧，吸气准备，屈膝并将双腿拉向胸口，双手环抱膝盖。

2 双手抓住脚踝，脚底朝向天花板，吸气准备。

3 伸直双腿，向上伸展，仍然用双手抓着脚踝，把双脚往两边拉来分开双腿。

4 保持8~10次呼吸，在每个呼吸中把双脚拉得更开一些，并把它们逐渐拉向地面。需要的话，可以往两边滚动一下，毕竟做这个体式也是为了获得乐趣！滚动的动作有助于减轻积压在髋部的紧张感。

5 在呼气的时候，松开脚踝，将双脚慢慢落回地面。

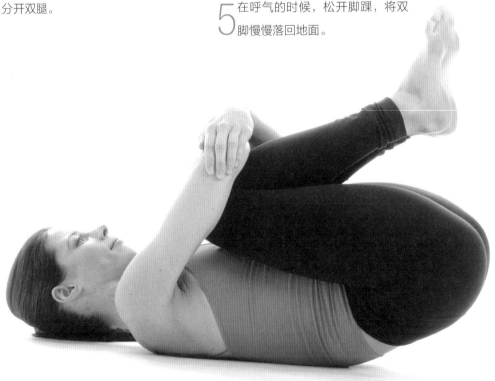

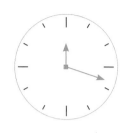

这是一个真正释放自己的机会，用3分钟的时间来探索这个体式。在地板上滚动时，就好像是对一整天的压力说再见，这个压力如果未及时释放，就有可能变成紧张感堆积到身体和心智中。

用3分钟时间做一下英雄式、蝴蝶式和坐姿前屈折叠式，然后再来做快乐婴儿式，每个体式都尽量保持长一点的时间。在这个序列中要向内专注，注意观察潜藏在弓起来的肩膀、不通畅的呼吸以及其他身体部位的紧张感，尽可能地释放这些紧张感。

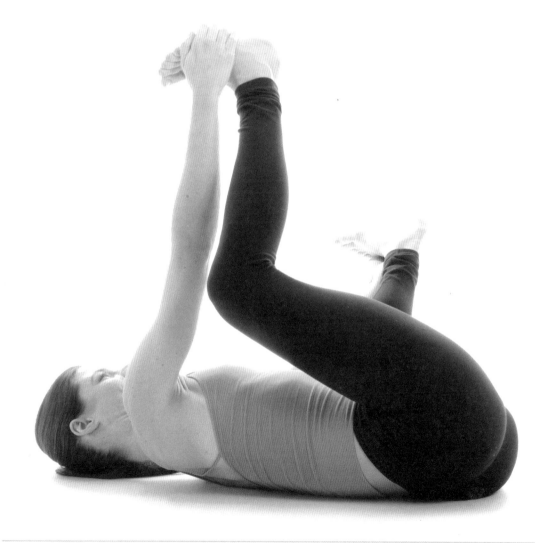

猫牛式

猫式和牛式都是非常有效的温暖脊柱、伸展背部的体式。除了对后背有益，在这些体式之间带着有意识的呼吸前后移动身体，同样能够让身心充满活力。只要有几分钟的空闲时间，就可以做一下这个体式。

1 四柱支撑，肩膀和手腕对齐，髋部和膝盖对齐。将腹部肌群向内拉向脊柱，后背平直；向下看，颈部在中立位置，吸气，准备开始。

2 呼气，把后背像一只万圣节的猫那样弓起来，将肚脐向内拉，就好像要将它拉向脊柱，把头部和髋部落下。

3 吸气，进入牛式，让腹部落下，胸部打开，抬头向上凝视，摆动并释放中段，使得骶骨和头部都呈反弓状。

4 呼气，回到猫式。可以退回到第3步，继续练习这个体式。

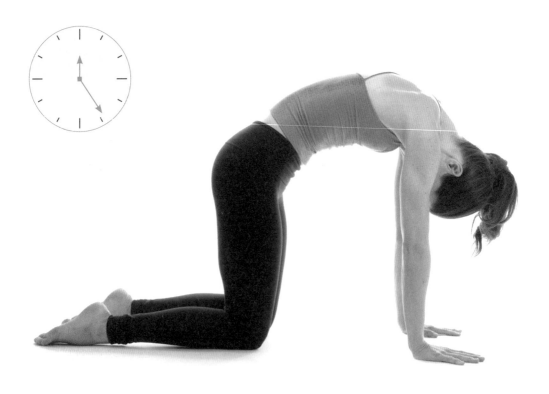

练习小贴士

当你在两个体式中转换的时候，要保持动作顺滑可控，避免做出突然的推拉动作。

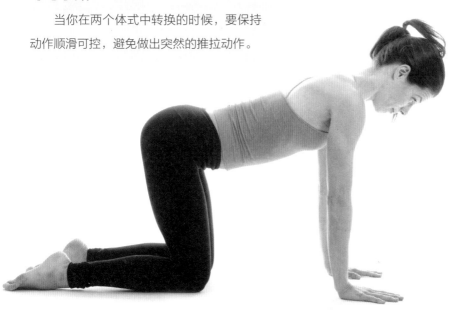

用2分钟时间按步骤学习猫牛式，然后用2分钟的时间连贯地练习这个动作，在猫式和牛式间无停顿地转换、重复。保持动作顺滑，由呼吸引导，接着再用2分钟时间把猫式和牛式都做得更好一些。试着加入髋部和肩膀的绕圈动作，释放你能够感受到的任何来自上身、后背或颈部的压力。

婴儿式

婴儿式是一个让身心休息并获得修复的姿势。通常在一节瑜伽课中，老师会引导学生做这个体式来让他们重新连接呼吸。这个姿势可以让心跳慢下来，让身心休息一下。在这个体式中闭上眼，放松面部肌肉，会让人感觉很好。没有所谓"正确地"做婴儿式的方式，任何一天都可以选一个让自己感觉好的变体来做。这是来自直觉的选择，聆听你的身体，在当下做正确的事。

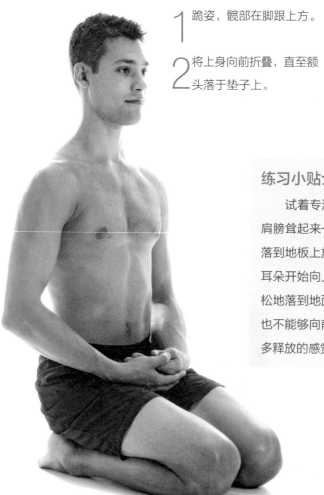

1 跪姿，髋部在脚跟上方。

2 将上身向前折叠，直至额头落于垫子上。

3 在身体前方伸展双臂，掌心向上，手背朝向地板。

4 在这里停留3~5次呼吸，有需要的话，可以停留更长的时间。

练习小贴士

试着专注在堆积于肩膀的压力上，将肩膀耸起来一会儿，再放下来，双肩向前落到地板上放松。将整个上背部放松，从耳朵开始向上提拉，放松颈部。当额头放松地落到地面上后，上身既不可以弓起来也不能够向前屈曲。可以闭上眼，体会更多释放的感觉。

变体

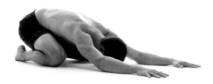

这是一个让你获得休息并向内观察的机会，在婴儿式上保持5分钟，深深地、厚重地呼吸，寻找修复的感受。试一下变体，找到你最喜欢的练习方式。

相同难度

分开大腿上部，让躯干落在双腿中间的地面上休息。在身体前方伸展双臂并将它们落在地板上休息，掌心向下。

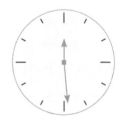

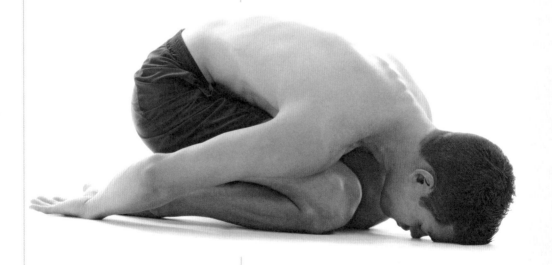

鸽子式

鸽子式能够很好地打开髋部。在办公桌前坐了一整天，或者开了一天的车，又或者穿着高跟鞋在城市里走了一天，这时候花几分钟时间做一下鸽子式，感觉棒极了。最好能够在这个体式上停留尽可能多的呼吸次数，这样可以获得最大的益处。最重要的是释放，你释放得越多，就越能感受到鸽子式的益处。轻柔地移动你的关节，前屈折叠的深度以感觉舒适为限度，如果感到疼痛，就应退出体式休息。

1 做下犬式（见第50页），吸气，在身体后方抬高右腿，保持腿部伸展，充满能量。

2 呼气，把右腿往前放到两手之间，右脚落于地面，屈膝并把膝盖放在右肘外侧，尽量使小腿和垫子的前缘平行。保持左腿伸直，伸向身体后方，左脚仍在垫子上。

3 吸气，抬高上胸部，向上凝视天花板，体会一下打开心灵的感觉。手指抓地，准备向前折叠。

4 呼气，向前折叠，躯干落在前腿上，保持额头向下，伸直颈部后侧，保持8~10次呼吸。然后释放，在另一边重复。

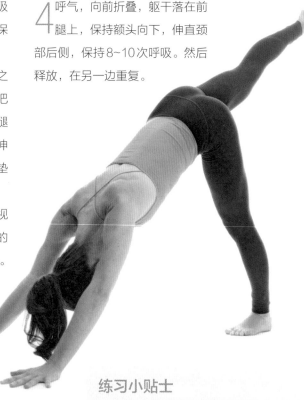

练习小贴士

因为髋部积存着记忆与情绪，所以瑜伽士有时提到在做这个打开髋部的鸽子式时会出现一些意外的感受。无论你体会到怎样的感觉，都尽量保持呼吸自然。

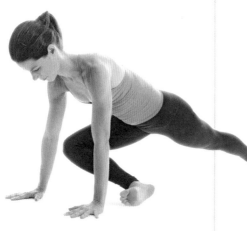

鸽子式比这一节课中的其他体式都更具有挑战，给自己3分钟时间，按步骤探索这个体式，两边都试一下。

挑战自己将鸽子式保持更长时间：先在一边保持4分钟，然后在另一边也保持4分钟，保持髋部方正，在感觉舒适的前提下，试一下难度大的变体。

然后，从向前的英雄式开始，把这一节课里所有的体式都做一遍，在每个体式中都舒适地停留尽可能长的时间。一共需要12分钟来完成所有体式的练习。

变体

增加难度

在鸽子式中向上坐好，屈曲后腿膝关节，用手肘勾住后脚并双手交握（连接同侧的手和脚）。这个动作在鸽子式中加上了股四头肌的伸展，记得要打开胸部，向上凝视。

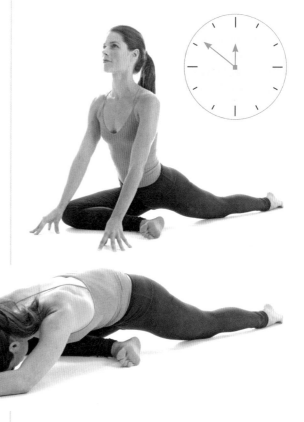

摊尸式

摊尸式常常被认为是最重要的瑜伽体式之一。通常在一节瑜伽课结束的时候做摊尸式，让身体、心智、精神可以和这节课之前练习的所有瑜伽体式连接起来。尽管这个体式看起来就像简单地躺在地板上休息，但它仍然是一个瑜伽体式。

1 在垫子上躺下来，双脚摊开，双臂分开落于身体两侧，就好像将身体沿着中线往左右两边对称地摊开来。闭上眼，让呼吸柔和下来，感觉身体变得沉重，心智却变得轻盈。

2 如果身体里面仍然有一点紧张，你可以做一个快速身体扫描，分部位扫过整个身体。从脚趾开始，向上一直到达头部，经过每个部位时在吸气的时候感受体内的紧张感，呼气时将感受到的紧张感释放。

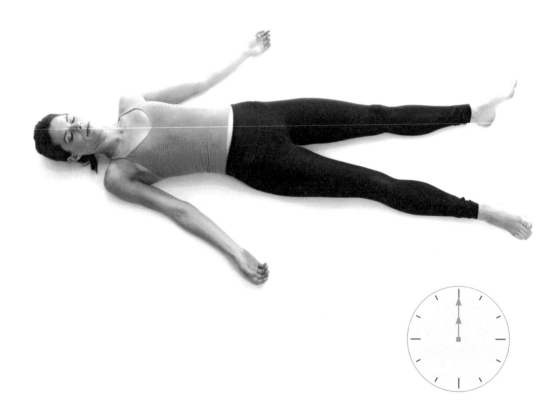

3 保持摊尸式，自然地呼吸，想象心智变得轻盈，身体变得沉重。出体式的时候，翻转身体到右侧并保持1~2次呼吸，像一个母体中的胎儿那样蜷缩着身体休息。就在这一刻，从摊尸式转换到胎儿姿势，这个生理姿势的转变仿佛暗示着你获得了一次重生，一个新的开始。

4 当你准备好要坐起来的时候，将左手压向地面，以一个舒服的姿势坐起来，保持双腿交叉坐姿，做几次呼吸。

练习小贴士

闭上双眼，这是一个完全关于放下的体式，试着去放松任何留存在身体和心智里面的紧张感，让身体融化在地板上。你放下的越多，得到的支持就越多。让心智漂浮，让呼吸柔和，让身体、心智和精神吸收瑜伽练习带来的所有养分。

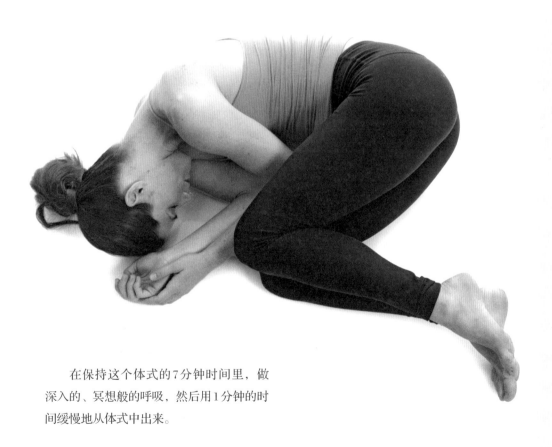

在保持这个体式的7分钟时间里，做深入的、冥想般的呼吸，然后用1分钟的时间缓慢地从体式中出来。

怎样上好瑜伽馆里的一节瑜伽课

现在你已经在学习瑜伽，并且试着在家里面练习，你也许想要去上一节正式的瑜伽课。瑜伽馆里的瑜伽课提供了一个极好的和其他人一同练习瑜伽的机会，通常只是简单地和这些瑜伽练习者在一个房间里呼吸和伸展就已经可以给你自己的瑜伽练习以强有力的支持了。

如果你是第一次去上瑜伽课，则要早一点到，并且向老师介绍一下你自己。要向他说明你是刚刚开始上瑜伽馆的瑜伽课，关于是否有受伤的情况也要说一下（无论是生理、心理还是情绪上的）。老师很欢迎你告诉他这些情况，老师的作用就是指导你的瑜伽练习并给予支持。

请记住，你的瑜伽练习是你自己的。在一节瑜伽课中，所有的引导都更像是一个个邀请。如果感到疼痛或觉得有任何不对劲，都可以改做其他适合自己的变体，或只是停留在婴儿式上休息。其实，按照身体的指引去做婴儿式会比硬撑着做那些不适合你的体式要好得多。毕竟，在压力面前仍然能够坚持聆听自身的信号会是一个更高级的练习。

在一节瑜伽课中，老师通常会为了引导你将体式做得更深入而给你做一些身体调整。比如，他会在婴儿式中轻柔地压你的下背部来帮你做更深入的伸展。当你的身体失去顺位有受伤危险时，也建议接受体式调整。如果你希望在整节课中不要被调整身体，上课前让老师了解这一点就可以。

大多数瑜伽馆都提供瑜伽垫、瑜伽砖、伸展带以及其他辅具，如果需要的话，你也可以带你自己的装备去上课。如果你觉得在教室的后面练习会让你更舒适自如，这很正常。通常刚开始去瑜伽馆上课的时候，在教室的后面练习的确感觉不错，当觉得困惑时，能够瞄一下前排更有经验的练习者的动作。

不管怎样，练习瑜伽要避免和其他人比较。当你在初学阶段还搞不清楚膝盖和脚应该怎样放的时候，瞄一下其他人的动作是可以的，但要提醒自己瑜伽不是竞技体育，教室里的每一个人都在尽力探索最切合他们自身需求的瑜伽练习。瑜伽练习者往往会专注在他们自己的练习上，而不是（举个例子）着迷于测量自己伸展的长度。

每个瑜伽老师都是不同的，所以有如此多的瑜伽馆与瑜伽流派可以选择。当你试着去探索瑜伽课程的时候，记得这一点：如果你不喜欢一种瑜伽课，那么完全可以再去试试另一种课程。不是每一个瑜伽老师都适合每个瑜伽练习者，某些人对某些瑜伽流派可能更有共鸣。慢慢地你会发现，在人生的不同阶段需要不同的瑜伽练习。尽管现在你迫切地需要一种充满活力的练习，第二年你可能会渴望更多修复性质的练习，这也是瑜伽练习的一部分，没有什么是一成不变的，试着跟上这样的变化。当你可以保持好奇心，接纳一切，不评判（首先是对你自己）时，你就可以把握好你的瑜伽经历，无论是在客厅、瑜伽馆还是在任何地方练习瑜伽。

第3章　练起来

现在，你已经知道了怎样来做这些精选瑜伽体式，已经准备好把它们串联成不同的流动序列。这些瑜伽练习证明了一点：无论时间多么紧张，都可以收获瑜伽练习的益处。无论你的目标是要改进某个特定身体部位，调整心智和情绪，还是想要回答一个困扰你许久的问题，在这里都可能有一个瑜伽体式序列能够达到目的。每个练习需15~20分钟，但"繁忙人士的瑜伽修复"系列除外，这个系列中的每个练习仅需2 ~ 8分钟就可以完成。当然，你也可以调理这些练习，重复练习某些序列或跳过一些你觉得没那么有用处的部分，将体式的保持时间改得更长或更短一些。并且，可以将你学到的瑜伽体式用于创造你自己的瑜伽流动序列。有一条原则适用于所有这些快速练习：始终保持联系起你的呼吸，并确保可以留出时间来做摊尸式，在瑜伽练习的结尾放松下来，可以让所有益处深入身体、心智与精神层面。

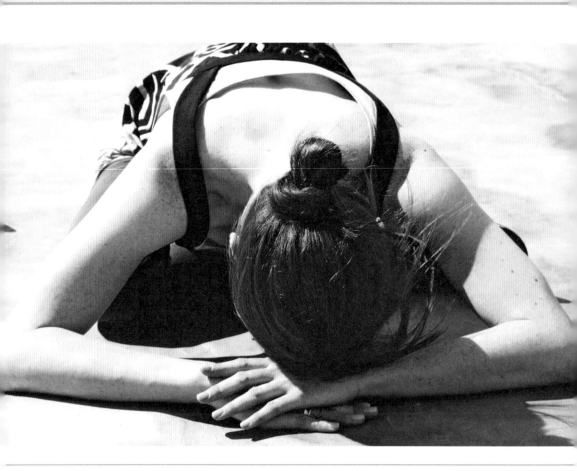

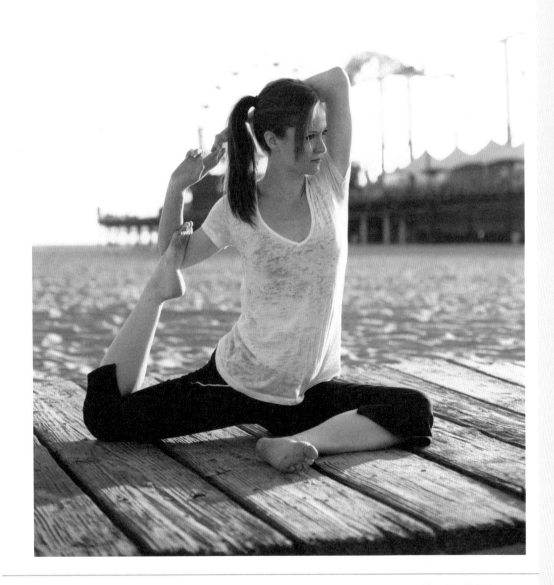

拜日式

拜日式A和B是经典的流瑜伽序列，它们是你的瑜伽本领的一个很好的补充。确保在做战士一式这样的体式时要两边交替着做，要伴随着呼吸移动，确保每个动作对应于一次吸气或一次呼气。拜日式可以为整个身体热身，让身体做低冲击的加强心血管功能的运动。练习时应运用呼吸来加强身心连接。

拜日式A

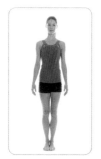

1. 山式

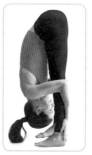

2. 前屈折叠式

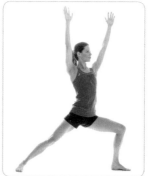

3. 战士一式

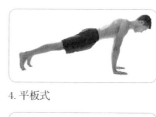

4. 平板式

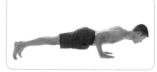

5. 四柱支撑式

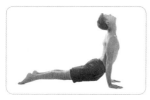

6. 上犬式

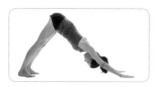

7. 下犬式

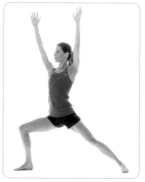

8. 战士一式（左腿在后）

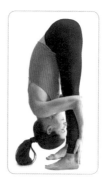

9. 前屈折叠式

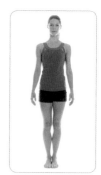

10. 山式

拜日式B

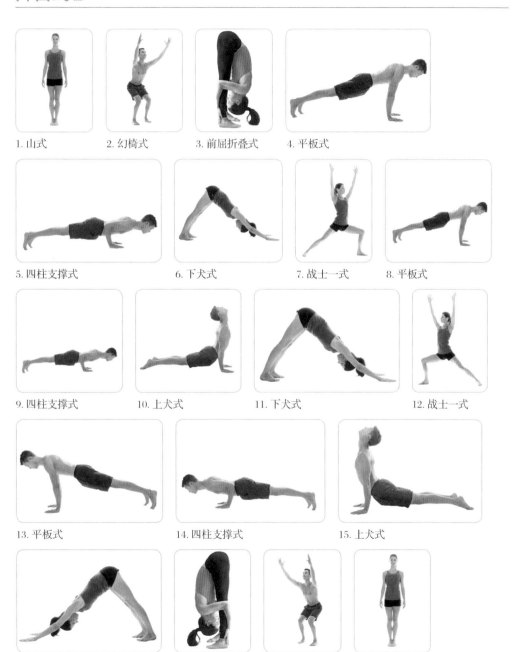

1. 山式　　　2. 幻椅式　　　3. 前屈折叠式　　　4. 平板式

5. 四柱支撑式　　　6. 下犬式　　　7. 战士一式　　　8. 平板式

9. 四柱支撑式　　　10. 上犬式　　　11. 下犬式　　　12. 战士一式

13. 平板式　　　14. 四柱支撑式　　　15. 上犬式

16. 下犬式　　　17. 前屈折叠式　　　18. 幻椅式　　　19. 山式

瑜伽 24/7

虽然能够有空闲的1~2个小时做完整的瑜伽练习再好不过了，但瑜伽的神奇之处在于它是灵活的，仅仅在瑜伽垫上练习15分钟就能够极大地改变身心感受。挤出时间在清晨做一次快速的瑜伽练习，然后做午间练习，最后晚上再练习一次，这是在一整天中保持身体和呼吸连接的神奇方法，通过规律的练习去体会一天中各个课程带给身体的不同感受。

晨间提升

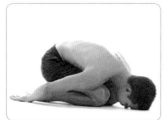

1. 婴儿式（保持5次深呼吸）

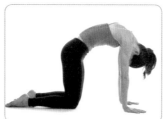

2. 猫牛式（重复5次）

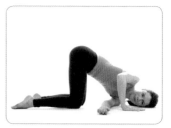

3. 穿针引线式（保持5次呼吸，然后在另一边重复）

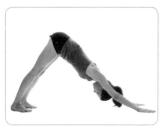

4. 下犬式（保持5次呼吸）

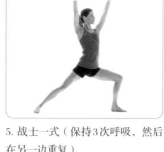

5. 战士一式（保持3次呼吸，然后在另一边重复）

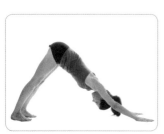

6. 下犬式（保持5次呼吸）

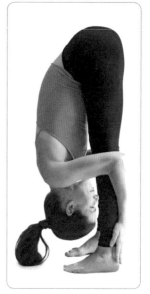

7. 前屈折叠式（保持3~5次呼吸）

下午小憩

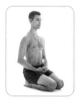 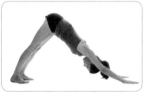 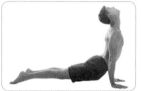 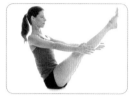

1. 英雄式（保持
5次深呼吸）

2. 下犬式（保持5次深呼吸）

3. 上犬式（用放松的节奏做
两次）

4. 船式（保持5次呼吸，可
以试一下不同的变体）

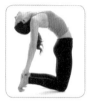 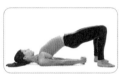 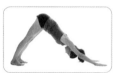 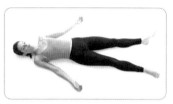

5. 骆驼式（保持
5次呼吸）

6. 桥式（保持5次呼吸）

7. 膝到胸式（保持10
次深呼吸）

8. 摊尸式（保持10次深呼吸）

晚间禅修

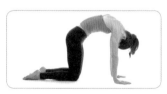

1. 猫牛式（每个猫牛式都保持2次
呼吸，然后重复）

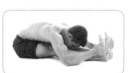

2. 坐姿前屈折叠式（保持5
次呼吸）

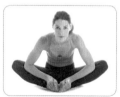

3. 蝴蝶式（保持5次呼吸）

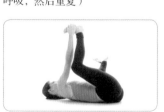 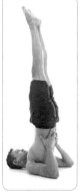 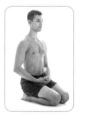 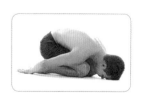

4. 快乐婴儿式（保持5次呼吸）

5. 肩倒立（尽可能
长时间保持，舒适
地呼吸）

6. 英雄式（保持2
分钟，试着加上交
替鼻孔呼吸法）

7. 婴儿式（至少保持10
次深呼吸）

瑜伽士的挑战

下面的体式序列也许会让你挑战一些一开始看起来会让人生怯的体式。经过练习，你可以证明自己比想象中做得更好。当你大胆地练习下面的序列时，也是在生理与心理层面突破自我极限，超越舒适地带。

高级序列1

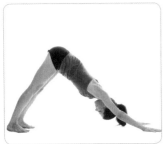

1. 下犬式（保持3~5次呼吸）

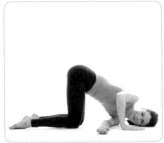

2. 穿针引线式（保持5~8次呼吸，然后在另一边重复）

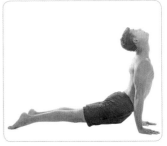

3. 上犬式（做两次，一个动作一次呼吸）

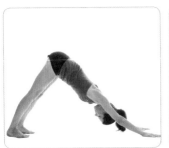

4. 下犬式（保持5次呼吸）

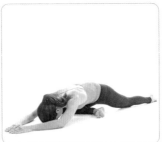

5. 鸽子式（保持5~8次呼吸，然后在另一边重复）

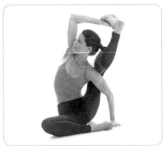

6. 指南针式（两边）

高级序列2

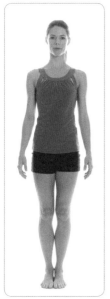

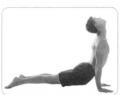

2. 上犬式（做两次，一个动作一次呼吸）

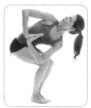

4. 雷电式和雷电扭转式（两边）

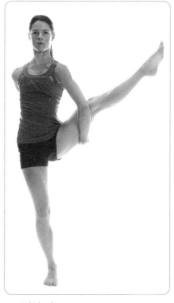

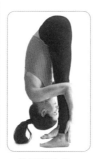

1. 山式（保持山式时，卷动肩膀几次）

3. 树式（保持5次呼吸，然后在另一边重复）

5. 前屈折叠式

6. 天堂鸟式

高级序列3

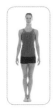

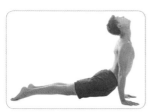

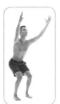

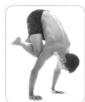

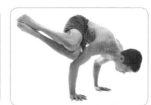

1. 山式

2. 上犬式（做3次，一个动作一次呼吸）

3. 幻椅式

4. 乌鸦式

5. 侧乌鸦式

点　燃

谁需要咖啡？只要将下面的体式序列融入日常的一天，就能够用一种自然的方式来点燃你的身体。这些序列能够加强包括核心肌群在内的主要肌群，让身体充满活力。除此之外，练习这些体式也能够提升你的专注力。

这些序列在身体内制造热量，激励你解除不必要的负担轻装上阵。可以从下面的序列中选择你需要的练习，在日常练习中变得更加强壮、紧实的同时，也可清除过多的热量和紧张感。可以在练习这些序列之前，先做3轮火的呼吸（见第89页）来获得额外的能量。

点燃序列1

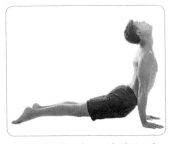

1. 上犬式（做3次，一次呼吸一个动作）

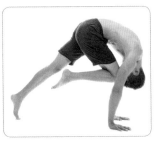

2. 膝到鼻式（做3次）

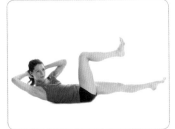

3. 瑜伽自行车式（做20次，每个动作一次呼吸）

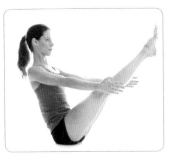

4. 船式（做3~5次）

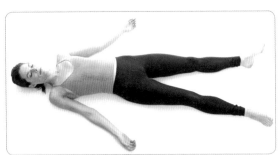

5. 摊尸式（保持1分钟或更久）

点燃序列2

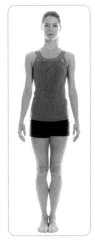

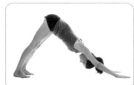

2. 下犬式（做3次，一次呼吸一个动作）

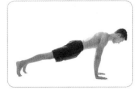

3. 平板式（保持8~10次呼吸）

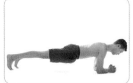

4. 前臂平板式（保持5~8次呼吸）

1.山式

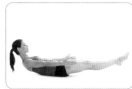

5. 船式到半船式（每个动作一次呼吸，重复10次）

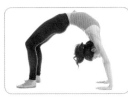

6. 完全轮式（保持5~8次呼吸，做1~3次）

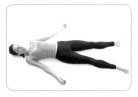

7. 摊尸式（保持1分钟或更久）

点燃序列3

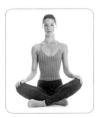

1. 简易坐

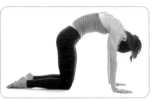

2. 猫牛式（每个动作一次呼吸，完成5~8次）

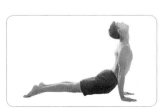

3. 上犬式（每个动作一次呼吸，重复3次）

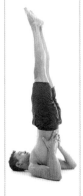

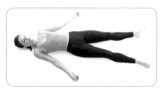

4. 雷电扭转式（每边保持5~8次呼吸）

5. 肩倒立（保持8~10次呼吸）

6. 摊尸式（保持1分钟或更久）

加强力量，塑造肌肉

一些初学者对于瑜伽能够增长肌肉这一点感到惊讶。这里没有哑铃，接下来的体式序列要运用自身重量来增强力量塑造肌肉。

按照这些流动序列练习，加强上背部、下背部、核心，打造全面力量。将以下体式保持更长时间，可以获得更多加强的益处。

肌肉序列1

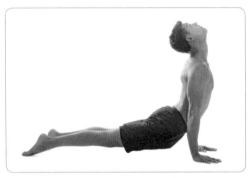

1. 上犬式（做3次，一次呼吸一个动作）

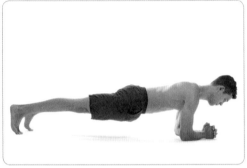

2. 前臂平板式（保持5~10次呼吸）

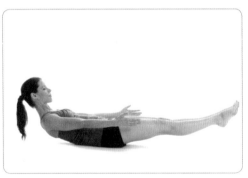

3. 船式到半船式（每个体式保持3次呼吸，或者在两个体式中转换5次）

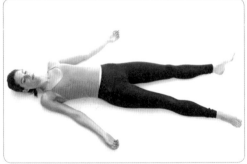

4. 摊尸式（保持1分钟或更久）

肌肉序列2

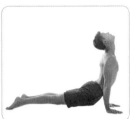

1. 上犬式（做3次，一次呼吸一个动作）

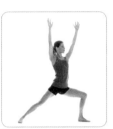

2. 战士一式（保持3~5次呼吸，在另一边重复）

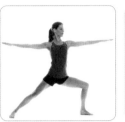

3. 战士二式（保持3~5次呼吸，在另一边重复）

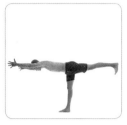

4. 战士三式（保持3~4次呼吸，在另一边重复）

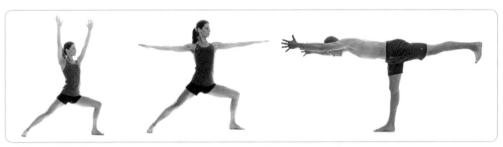

5. 从战士一式做到战士三式，在每个体式上停留一次呼吸（吸气/呼气），然后进入下一个体式

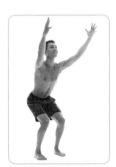

6. 幻椅式（保持5~8次呼吸，然后在另一边重复）

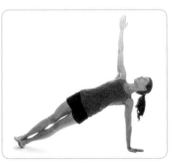

7. 侧板式（保持5~8次呼吸，然后在另一边重复）

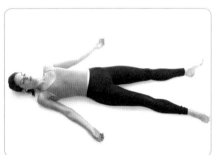

8. 摊尸式（保持1分钟或更久）

繁忙人士的瑜伽修复

瑜伽的神奇之处在于，它的益处既可以在长期的练习中获得，也能够从短暂的练习中感受到。下面是一些在一天中有需要就可以随时做的快速瑜伽练习，只需要2~8分钟。这些练习可以让身体变得柔软，点燃能量，减轻压力，集中精神。

觉得自己的练习不那么完美不应该成为你练习瑜伽的障碍。相反，当你因为身体和心灵有修复的需求而来到瑜伽垫上练习时，感觉会非常棒。病痛是促使你走上瑜伽垫的新理由，比如下背部紧张这样的问题会促使你加强脊柱力量，释放紧张肌群。如果有一些事情让你遭受病痛，这是在提示你要更深入地了解身体：做体式时不能过于随意，而要仔细、专注地练习，就像我们经常在瑜伽练习中说的那样，"带着意图"去练习。

不再困倦

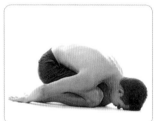

1. 婴儿式（保持5~8次呼吸）

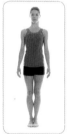

2. 山式（保持3~5次呼吸）

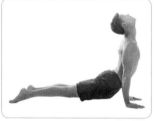

3. 上犬式（每个动作保持2~3次呼吸）

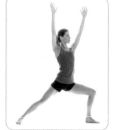

4. 战士一式（保持5次呼吸，然后在另一边重复）

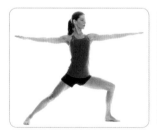

5. 战士二式（保持5次呼吸，然后在另一边重复）

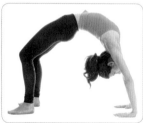

6. 完全轮式（保持5次呼吸，重复3次）

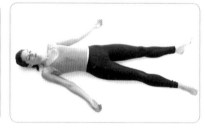

7. 摊尸式（做5次深呼吸，尽可能长时间地保持）

面对恐惧

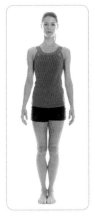
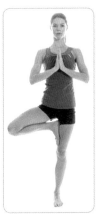
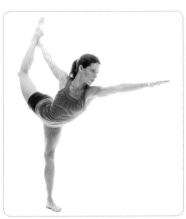
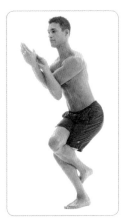

1. 山式（保持5~8次呼吸）

2. 树式（保持8~10次呼吸，然后换另一边重复）

3. 舞者式（保持8~10次呼吸，然后换另一边重复）

4. 鹰式（保持8~10次呼吸，然后换另一边重复。将身体向前倾斜再回到中心来挑战平衡）

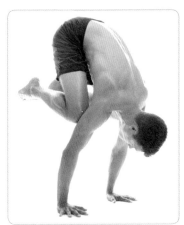
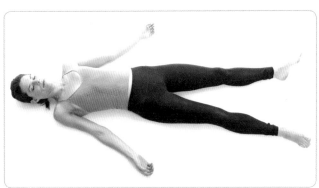

5. 乌鸦式（保持8~10次呼吸）

6. 摊尸式（保持1分钟或更久）

释放下背部紧张感

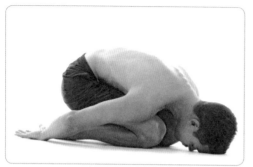

1. 婴儿式（保持8~10次呼吸）

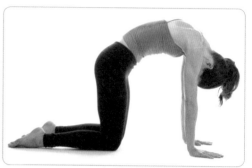

2. 猫牛式（一次呼吸一个动作，重复5~8次）

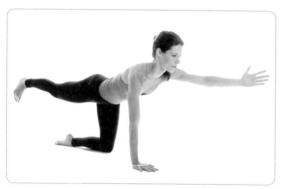

3. 脊柱手臂平衡式（每边保持3~5次呼吸）

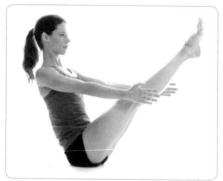

4. 船式（保持5~8次呼吸，重复两次）

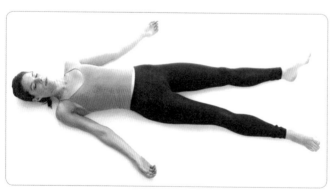

5. 摊尸式（保持1分钟或更久）

驱走压力

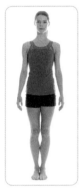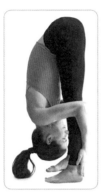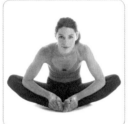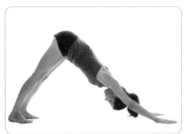

3. 蝴蝶式（保持8~10次呼吸）

4. 下犬式（保持5~8次呼吸）

1. 山式（保持3~5次呼吸）

2. 前屈折叠式（保持8~10次呼吸）

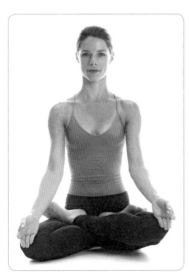

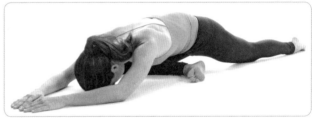

5. 鸽子式（从下犬式进入鸽子式，每边保持10~15次呼吸，然后在另一边重复）

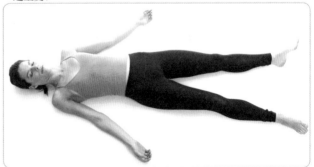

6. 完全莲花式（保持1分钟或更久）

7. 摊尸式

上身爆炸

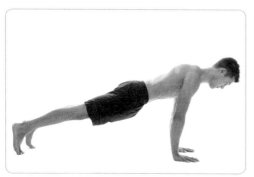

1. 平板式（保持5次呼吸，释放，重复，保持8次呼吸，释放，再重复，保持10次呼吸）

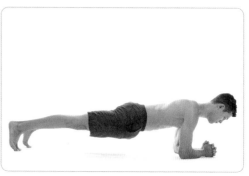

2. 前臂平板式（保持8次呼吸）

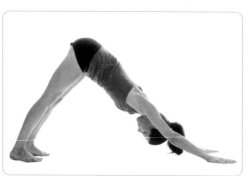

3. 下犬式（保持5~8次呼吸）

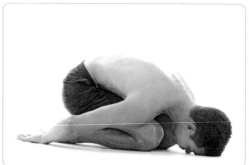

4. 婴儿式（保持5次呼吸或更多）

雕塑腹部

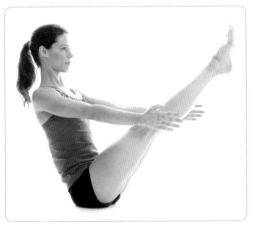

1. 船式（保持5次呼吸）

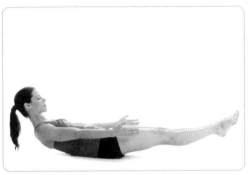

2. 船式到半船式（重复5~10次）

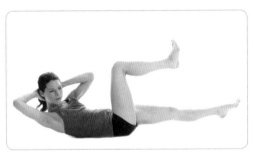

3. 瑜伽自行车式（重复10次）

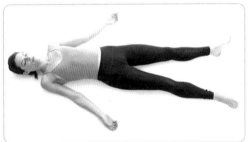

4. 摊尸式（想保持多久就做多久）

工作后的减压

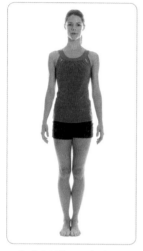

1. 山式（保持5~8次呼吸）

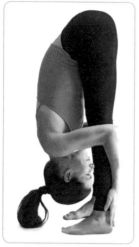

2. 前屈折叠式（保持8~10次呼吸）

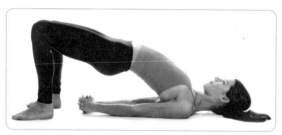

3. 桥式（保持5次呼吸）

思想食物

"在你开始练习之前，理论是无用的；当你开始练习之后，理论的作用是显而易见的。"

——戴维·威廉姆斯

"当呼吸散乱时，心智也是不稳定的；但当呼吸平静下来时，心智也变得坚定。因此，瑜伽士的寿命更长。一个人应当学习如何控制呼吸。"

——《哈他瑜伽之光》

"这个世界是一个让我们变得更强壮的体育馆。"

——斯瓦米·维韦卡南达

现在就放松

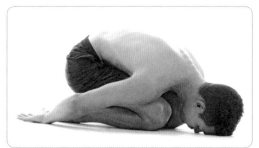

1. 婴儿式（保持8~10次呼吸）

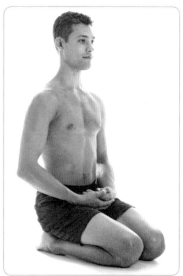

2. 英雄式（保持5~8次呼吸）

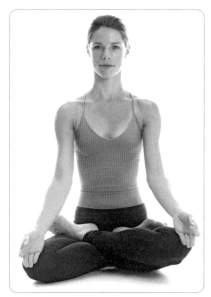

3. 完全莲花式（保持5次呼吸）

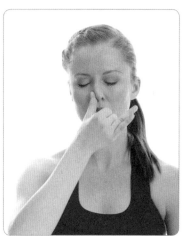

4. 交替鼻孔呼吸法（做5~10轮）

关于作者

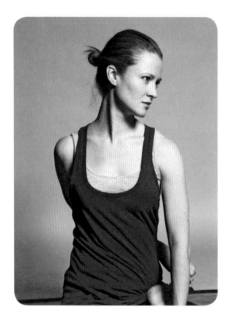

萨拉·赫林顿是一位居住在纽约的瑜伽师、作家。除了在纽约的私立学校与瑜伽馆教授瑜伽之外，她还从事瑜伽师的培训和认证工作。在坚持数十年自我练习的同时，萨拉接受了超过500小时的成人瑜伽与青少年瑜伽培训。她是*OM Schooled*（阿德里亚，2012）一书的作者，这是一本关于如何教授儿童瑜伽的书。此外，她还创作了诗集*Always Moving*（2011）。她还是众多网站与出版物的撰稿人。

致谢

我想要感谢下面这些了不起的人士，他们的帮助让这本书的出版成为了现实。感谢多利·奥布莱恩的大力支持与联络工作，感谢爱德华·维尔加分享他的见解，感谢苏珊·肯尼迪的支持，感谢丹尼尔伟大且深思熟虑的设计工作，感谢艾丽卡·戈登－马林的奉献与杰出编辑工作。

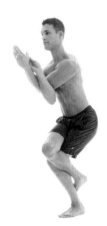

模特詹姆斯·W.怀特任教于纽约的人类瑜伽馆。2005年他在波士顿上大学期间成为了一名认证的瑜伽师，2010年获得了串联流瑜伽与传统热瑜伽的200小时认证。

模特萨拉·布罗尔斯出生并成长于美国加利福尼亚州的洛杉矶，她从2010年前开始断断续续地练习瑜伽，2010年之后瑜伽已经成为了她固定的日常练习。现在，她在纽约的人类瑜伽馆教授瑜伽，并且正在纽约的达尔马瑜伽中心学习500小时的认证课程。

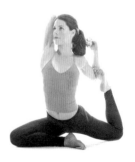